中国壮医药文库

YWCUENGH
GIHBWNJ MINGZSWZ
SUZYIJ GVEIHFAN

壮医药基本名词术语规范

黄汉儒　　Vangz Hanyuz　Cawjbien
滕红丽　　Dwngz Hungzli　主编

民族文字出版专项资金资助项目

U0396666

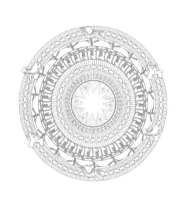

广西科学技术出版社
·南宁·

图书在版编目（CIP）数据

壮医药基本名词术语规范：壮文、汉文 / 黄汉儒，滕红丽主编. —南宁：广西科学技术出版社，2020. 11
（2024.1重印）

ISBN 978 - 7 - 5551 - 1504 - 5

Ⅰ. ①壮… Ⅱ. ①黄… ②滕… Ⅲ. ①壮医—名词术语—词典—壮、汉 Ⅳ. ①R291.8 - 61

中国版本图书馆 CIP 数据核字（2020）第 224603 号

壮医药基本名词术语规范

ZHUANGYIYAO JIBEN MINGCI SHUYU GUIFAN

黄汉儒　滕红丽　主编

策　　划：罗煜涛	责任编辑：李　媛　梁诗雨
助理编辑：梁佳艳	责任校对：陈剑平
特约编辑：韦运益	壮文审读：覃祥周
装帧设计：韦娇林	责任印制：陆　弟

出 版 人：卢培钊　　　　　　　　　　　出版发行：广西科学技术出版社

社　　址：广西南宁市东葛路 66 号　　　邮政编码：530023

网　　址：http://www.gxkjs.com

印　　刷：北京虎彩文化传播有限公司

开　　本：787 mm×1092 mm　1/16

字　　数：200 千字　　　　　　　　　　印　　张：9.75

版　　次：2020 年 11 月第 1 版　　　　　印　　次：2024 年 1 月第 2 次印刷

书　　号：ISBN 978 - 7 - 5551 - 1504 - 5

定　　价：50.00 元

《壮医药基本名词术语规范》
指导委员会

主　　任：黄汉儒

副主任：谢寿球　秦祖杰

委　　员：韦浩明　韦英才　王小平

　　　　　黄国东　梅之南　滕红丽

　　　　　方　　刚

《Ywcuengh Gihbwnj Mingzswz Suzyij Gveihfan》
Cijdauj Veijyenzvei

Cawjyin：Vangz Hanyuz

Fucawjyin：Se Sougiuz　Cinz Cujgez

Veijyenz：Veiz Haumingz　Veiz Yinghcaiz　Vangz Siujbingz

　　　　　Vangz Gozdungh　Meiz Cihnanz　Dwngz Hungzli

　　　　　Fangh Gangh

《壮医药基本名词术语规范》
编委会

主　　编：黄汉儒　滕红丽

执行主编：滕红丽　韦英才　韦浩明

编　　委（按姓氏笔画排序）：

马　江	马卓雅	王　冰	王　强	王一乔	王小平
王成龙	王凯华	王柏灿	韦宁华	韦礼贵	韦英才
韦浩明	方　刚	邓　鑫	邓若楠	邓娟娟	兰　蕾
朱红梅	伍冬林	刘军洋	闫　鑫	许夏懿	孙宗喜
李　铭	李　婕	李　筱	李凤珍	杨　鹏	杨盛鑫
杨增艳	肖　林	吴小红	吴文峰	余亚楠	邹　敏
宋　驰	张　雅	张仪美	陈昶蓉	范艳清	林　辰
欧和生	罗艺薇	罗雪兰	周　鹭	周彦琳	周艳林
周鑫玲	赵金妹	赵春城	赵湘培	胡志刚	洪　精
秦祖杰	莫巧明	夏　猛	徐　鉴	徐　稳	郭力城
唐　波	唐华民	唐盛军	容小翔	黄汉儒	黄国东
梅小平	梅之南	曹媛珺	庾　珊	梁子茂	梁定仁
梁树勇	蒋桂江	蒋涵颖	蒋谨吉	覃　信	覃玉珍
覃定学	曾振东	曾楚华	温智稀	蓝日春	蓝毓营
雷龙鸣	蔡萌娜	廖文彦	谭　俊	谭劳喜	谭海丽
翟　阳	滕红丽	滕卓琳			

壮文翻译：覃忠群

《Ywcuengh Gihbwnj Mingzswz Suzyij Gveihfan》
Bienveijvei

Cawjbien：Vangz Hanyuz   Dwngz Hungzli

Caephengz cawjbien：Dwngz Hungzli   Veiz Yinghcaiz   Veiz Haumingz

Bienveij（Ciuq cihsingq sawgun bitveh lainoix baiz gonqlaeng）：

Maj Gyangh	Maj Cozyaj	Vangz Binh	Vangz Gyangz	Vangz Yizgyauz
Vangz Siujbingz	Vangz Cwngzlungz	Vangz Gaijvaz	Vangz Bwzcan	Veiz Ningzvaz
Veiz Lijgvei	Veiz Yinghcaiz	Veiz Haumingz	Fangh Gangh	Dwng Yinh
Dwng Yoznanz	Dwng Genhgenh	Lanz Leij	Cuh Hungzmeiz	Vuj Dunghlinz
Liuz Ginhyangz	Yun Yinh	Hij Yayi	Sunh Cunghhij	Lij Mingz
Lij Cez	Lij Siuj	Lij Fungcinh	Yangz Bungz	Yangz Swngyinh
Yangz Cwnghyen	Siuh Linz	Vuz Siujhungz	Vuz Vwnzfungh	Yiz Yananz
Couh Minj	Sung Ciz	Cangh Yaj	Cangh Yizmeij	Cinz Cangjyungz
Fan Yencingh	Linz Cinz	Ouh Hozswngh	Loz Yizveiz	Loz Sezlanz
Couh Lu	Couh Yenlinz	Couh Yenlinz	Couh Yinhlingz	Cau Ginhmei
Cau Cunhcwngz	Cau Sienghbeiz	Huz Cigangh	Hungz Cingh	Cinz Cujgez
Moz Gyaujmingz	Ya Mungj	Ciz Yinz	Ciz Vwnj	Goz Lizcwngz
Dangz Boh	Dangz Vazminz	Dangz Cwngginh	Yungz Siujsiengz	Vangz Hanyuz
Vangz Gozdungh	Meiz Siujbingz	Meiz Cihnanz	Cauz Yenzgin	Yij Sanh
Liengz Swjmou	Liengz Dingyinz	Liengz Suyungj	Ciengj Gvei'gyangh	Ciengj Hanzyingj
Ciengj Ginjgiz	Cinz Sin	Cinz Yicinh	Cinz Dingyoz	Cwngh Cindungh
Cwngh Cujvaz	Vwnh Cihih	Lanz Yizcunh	Lanz Yuzyingz	Leiz Lungzmingz
Cai Mungznaz	Liu Vwnzyen	Danz Cin	Danz Lauzhij	Danz Haijli
Cwz Yangz	Dwngz Hungzli	Dwngz Cozlinz		

Sawcuengh fanhoiz：Cinz Cunghginz

合作单位　Hozcoz Danhvei

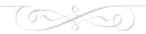

广西中医药大学壮医药学院

Gvangjsih Cunghyihyoz Dayoz Ywcuengh Yozyen

中南民族大学民族药物研究院

Cunghnanz Minzcuz Dayoz Minzcuz Yozvuz Yenzgiuyen

广西壮族自治区中西医结合医院

Gvangjsih Bouxcuengh Swcigih Cunghsihyih Gezhoz Yihyen

广西中医药大学第一附属医院

Gvangjsih Cunghyihyoz Dayoz Daih'it Fusuz Yihyen

前言

　　壮族是现今中国少数民族中人口最多的民族，90％以上的壮族人口聚居在广西壮族自治区。壮医药是我国传统医药的重要组成部分，也是壮族优秀文化中的一颗璀璨明珠，具有鲜明的民族性、传统性和地域性特点。几千年来，壮医药为民族的健康及繁衍生息做出了重要贡献，至今仍是当地民众赖以防病治病、保障健康的主要卫生资源之一。新时代，壮医药学正活力焕发，其学术影响在不断扩大，人们对壮医药学的价值也有了更深刻的体会和认识。壮医药对许多疾病有确切疗效，且毒副作用小，受到社会各界越来越多的关注。但是，文化背景的差异及语言文字的障碍，给壮医药交流和应用带来许多困难。目前出版的壮医药专著迅速增多，但用词不统一，很多壮医药名词术语都有多种译法，这常使读者困惑不解，甚至误解壮医药的原意。一词多译给壮医药教育、医疗服务、科学研究、学术交流、信息传播、经济贸易等多方面带来许多困难，因此，研究、制定并发布壮医药名词术语规范是推进壮医药走向世界的一项重要任务。

　　在壮医药工作者的努力下，在国家中医药管理局和广西壮族自治区中医药管理局的大力支持下，广西壮族自治区民族医药研究院（广西国际壮医医院）提出了研究制定壮医药名词术语规范的建议。根据国家中医药管理局中医药标准化项目任务书《壮医药标准类目及示范研究》（编号：ZYYS—2008〔0019〕）、广西壮族自治区卫生厅中医药科技专项任务书（民族医药重大攻关项目）《壮医药基本名词术语规范的研究》（编号：GZKZ—G1108）、广西卫生标准制修订项目委托协议书《壮医病证名称规范》（编号：2014—0222），广西壮族自治区民族医药研究院（广西国际壮医医院）组织相关专家着手研究制定《壮医药基本名词术语规范（草案）》，并组织召开了三次制修订会议，对草案进行反复讨论、修订。2014 年 10 月 9 日及 2015 年 5 月 28 日，广西壮族自治区中医药管理局先后组织召开了《壮医药基本名词术语规范》审定会议。2019 年 7 月 18 日，广西壮族自治区市场监督管理局组织专家召开了广西地方标准《壮医病证名称规范》审定会，根据专家意见将标准更名为《壮医药基本名词术语规范》。在推广使用的过程中，我们将认真听取各方面的意见，以便修正、完善该规范，计划每五年修订一次。希望该规范的出版，能为推动壮医药学的发展，为人类健康服务做出贡献。

在此，向所有支持、参与研究制定该规范的领导、专家及相关团体、部门表示衷心的感谢。

Vahbaihnaj

Bouxcuengh dwg seizneix Cungguek saujsu minzcuz yinzgouj ceiqlai haenx，90％ doxhwnj comzyouq Gvangjsih Bouxcuengh Swcigih. Ywcuengh dwg guek raeuz conzdungj yihyoz aen gapbaenz bouhfaenh gig youqgaenj ndeu，hix dwg Bouxcuengh gij vwnzva maenhndei ndawde naedcaw ronghgywg ndeu，miz minzcuz daegdiemj、conzdungj daegdiemj、deihfueng daegdiemj singjsien. Geij cien bi daeuj，Ywcuengh vih minzcuz gengangh caeuq lwglan sengmaj gung'yen gig daih. Daengz seizneix vanzlij dwg gyoengq vunzlai yw bingh fuengzbingh、baujcang gengangh yiengh veiswngh swhyenz youqgaenj ndeu. Seizdaih moq，Ywcuengh vanzlij rengzhoengh hwdhwd，gij yozsuz yingjyangj de dauqfanj cingq-caih mboujduenh gyahung dem，vunzlai roxnaj caeuq dijvei gij gyaciz Ywcuengh hix engq gya haeujlaeg lo. Ywcuengh caensaed yw ndaej haujlai bingh，aenvih doeg noix fucozyung noix，souhdaengz sevei gak gyaiq gvansim ngoenz beij ngoenz lai. Danhseih，aenvih vwnzva beigingj cengca caeuq deng gangjvah sijsaw hanhhaed，Ywcuengh gyauhliuz caeuq yinhyungh mbouj fuengbienh geijlai. Seiz-neix okbanj gij saw Ywcuengh demgya gig vaiq，hoeng yungh swz mbouj dox-doengz，moix aen Ywcuengh mingzswz ca mbouj lai cungj miz geij aen fanhoiz，sawj bouxdoeg loengh mbouj mingzbeg，caiqlij guhloeng gij eiqsei yienzeiq de bae. Gij yienghsieng aen swz ndeu geij cungj gangjfap neix，hawj Ywcuengh gyauyuz、yihliuz fuzvu、goh yenz、yozsuz gyauhliuz、saenqsik cienzboq、gaicawx daengj haujlai fuengmienh cungj cauhbaenz gunnanz. Yenzgiu、ceiqdingh caemhcaiq fat-bouh Ywcuengh mingzswz suzyij gveihfan dwg doidoengh Ywcuengh byaijyiengq seiqgyaiq hangh yinvu gig mizyungh ndeu.

　　Gyoengqvunz guhhong Ywcuengh doengzcaez roengzrengz, youq Guekgya Cunghyihyoz Gvanjlijgiz caeuq Gvangjsih Bouxcuengh Swcigih Cunghyihyoz Gvanjlijgiz yunghrengz bangfuz lajde, Gvangjsih Bouxcuengh Swcigih Minzcuz Yihyoz Yenzgiuyen (Gvangjsih Gozci Ywcuengh Yihyen) daezok le gij genyi gvendaengz yenzgiu caeuq ceiqdingh Ywcuengh mingz swz suzyij gveihfan, gaenqgawq Guekgya Cunghyihyoz Gvanjlijgiz Cunghyihyoz Byauhcunjva Hanghmoeg Yinvusuh 《Ywcuengh Byauhcunj Cungjloih Moegloeg Caeuq Yienghbanj Yenzgiu》 (bienhauh: ZYYS—2008 〔0019〕)、Gvangjsih Bouxcuengh Swcigih Veiswnghdingh Cunghyihyoz Gohgi Cienhangh Yinvusuh (minzcuz yihyoz gunggvan hanghmoeg hungloet) 《Ywcuengh Gihbwnj Mingzswz Suzyij Gveihfan Yenzgiu》 (bienhauh: GZKZ—G1108)、Gvangjsih Veiswngh Byauhcunjci Coihdingh Hanghmoeg Veijdoz Hezyisuh 《Ywcuengh Binghmingz Gveihfan》 (bienhauh: 2014—0222), Gvangjsih Bouxcuengh Swcigih Minzcuz Yihyoz Yenzgiuyen (Gvangjsih Gozci Ywcuengh Yihyen) cujciz mizgven conhgyah roengzfwngz yenzgiu ceiqdingh 《Ywcuengh Gihbwnj Mingzswz Suzyij Gveihfan (caujanq) 》; caemhcaiq cujciz ciuhai le sam baez coihdingh veiyi, fanfuk daujlun、coihdingh aen caujanq neix. 2014 nienz 9 nyied 12 hauh、2015 nienz 5 nyied 28 hauh, Gvangjsih Bouxcuengh Swcigih Cunghyih yoz Gvanjlijgiz cujciz ciuhai le 《Ywcuengh Gihbwnj Mingzswz Suzyij Gveihfan》 saemjdingh veiyi. 2019 nienz 7 nyied 18 hauh, Gvangjsih Bouxcuengh Swcigih Sicangz Genhduz Gvanjlij Giz cujciz cien'gya ciuhai le aen hoih saemjdingh Guengjsae deihfung biucinj 《Ywcuengh Binghmingz Gveihfanh》, gaengawq cien'gya yigen gaij aen coh biucinj guh 《Ywcuengh Gihbwnj Mingzswz Suzyij Gveihfan》. Youq doigvangj sawjyungh gocwngz ndawde, dou vanzlij yaek nyinhcaen dingqaeu gak fuengmienh yigen, yawhbienh coihgaij、caezcienz aen gveihfan neix. Aen gveihfan neix dajsuenq moix haj bi coihdingh baez ndeu. Maqmuengh okbanj aen gveihfan neix le, ndaej doidoengh Ywcuengh fazcanj, doiq vunzlai ndangdaej cangqak miz yungh.

　　Youq gizneix, benhveijvei yiengq gak boux conhgyah、gak aen donzdij、gak aen bumwnz daeuj cihciz、camgya yenzgiu ceiqdingh aen gveihfan neix byaujsi caensim docih.

简介

1. 词条筛选

《壮医药基本名词术语规范》包括 3313 个词条。其中，壮文词条主要来源于《广西壮族自治区壮药质量标准：第一卷（2008 年版）》（广西壮族自治区食品药品监督管理局编，广西科学技术出版社 2008 年版）、《广西壮族自治区壮药质量标准：第二卷（2011 年版）》（广西壮族自治区食品药品监督管理局编，广西科学技术出版社 2011 年版）、《中国壮医学》（黄汉儒主编，广西民族出版社 2005 年版）、《中国壮药学》（梁启成、钟鸣主编，广西民族出版社 2005 年版）、《中国壮药资源名录》（滕红丽、梅之南主编，中医古籍出版社 2014 年版）、《中医壮医临床适宜技术》（甘霖主编，北京科学技术出版社 2010 年版）、《中国壮药材》（韦浩明、蓝日春、滕红丽主编，广西民族出版社 2016 年版）、《壮医药线点灸疗法》（滕红丽、林辰主编，人民卫生出版社 2014 年版）；中文词条主要来源于国家中医药管理局和教育部高等教育司组织编写的《中医药常用名词术语词典》（李振吉主编，中国中医药出版社 2001 年版）、中医药学名词审定委员会审定的《中医药学名词　2004》（科学出版社 2005 年版）。本规范参考了经国家质量监督检验检疫总局和国家标准化管理委员会批准立项而编制，于 2006 年 5 月 25 日发布的《中医基础理论术语》（GB/T 20348—2006）。

2. 规范制定的背景及过程

在国家中医药管理局和广西壮族自治区中医药管理局的大力支持下，广西壮族自治区民族医药研究院（广西国际壮医医院）提出了研究制定壮医药名词术语规范的建议。根据国家中医药管理局中医药标准化项目任务书《壮医药标准类目及示范研究》（编号：ZYYS—2008〔0019〕）、广西壮族自治区卫生厅中医药科技专项任务书（民族医药重大攻关项目）"壮医药基本名词术语规范的研究"（编号：GZKZ－G1108）、广西卫生标准制修订项目委托协议书《壮医病证名称规范》（编号：2014—0222），广西壮族自治区民族医药研究院（广西国际壮医医院）组织相关专家着手研究制定《壮医药基本名词术语规范（草案）》，并组织召开了三次制修订会议，对草案进行反复讨论、修订。2014 年 10 月 9 日及 2015 年 5 月 28 日，广西壮族自治区中医药管理局先后组织召开了《壮医药基本名词术语规范》审定会议。2019 年 7 月 18 日，广西壮族自治区市场监督管理局组织专家召开了广西地方标准《壮医病证名称规范》审定会，根据专家意见将标准更名为《壮医药基本名词术语规范》。

3. 词条格式及排列

（1）每个词条包括编码、壮名［壮文］、中文名［汉语拼音］。

（2）词条按照壮医学术体系归类排列，按以下方式编码：

01【学科、专业人员】

02【阴阳】

03【三气】

04【三道两路】

05【脏腑】

06【骨肉气血】

07【病因病机】

08【诊法】

09【治则治法】

10【壮药】

11【壮医方剂】

12【壮医内科】

13【壮医外科】

14【壮医妇科】

15【壮医儿科】

16【壮医五官科】

17【壮医骨伤科】

18【壮医经筋科】

19【壮医针灸科】

20【壮医养生康复科】

4. 符号说明

用斜线"/"隔开的词，表示可任择其一。

Genjgai

1. Swzdiuz genjleh

《Ywcuengh Gihbwnj Mingzswz Suzyij Gveihfan》 ndawde miz 3313 diuz swz-diuz. Gij swzdiuz Sawcuengh cujyau dwg daj geij bonj saw lajneix genjaeu 《Gvangjsih Bouxcuengh Swcigih Ywcuengh Cizlieng Byauhcunj: Daih 1 gienj (2008 nienz banj)》 (Gvangjsih Bouxcuengh Swcigih Sizbinj Yozbinj Genhduz Gvanjlijgiz biensij, Gvangjsih Gohyoz Gisuz Cuzbanjse, 2008 nienz banj)、 《Gvangjsih Bouxcuengh Swcigih Ywcuengh Cizlieng Byauhcunj: Daih 2 gienj (2011 nienz banj)》 (Gvangjsih Bouxcuengh Swcigih Sizbinj Yozbinj Genhduz Gvanjlijgiz biensij, Gvangjsih Gohyoz Gisuz Cuzbanjse 2011 nienz banj)、《Cungh goz Ywcuengh》 (Vangz Hanyuz cujbenh, Gvangjsih Minzcuz Cuzbanjse 2005 nienz banj)、《Cunghgoz Ywcuenghyoz》 (Liengz Gijcwngz、Cungh Mingz cuj benh, Gvangjsih Minzcuz Cuzbanjse 2005 nienz banj)、《Cunghgoz Ywcuengh Swhyenz Mingzluz》 (Dwngz Hungzli、Meiz Cihnanz cujbenh, Cunghyih Gujciz Cuzbanjse 2014 nienz banj) 、《Cunghyih Ywcuengh Linzcangz Habyungh Gisuz》 (Ganh Linz cujbenh, Bwzgingh Gohyoz Gisuz Cuzbanjse 2010 nienz banj)、 《Cunghgoz Ywcuengh 》(Veiz Haumingz、Lanz Yizcunh、Dwngz Hungzli cujbenh, Gvangjsih Minzcuz Cuzbanjse 2016 nienz banj)、 《Ywcuengh Yozsen Denjgiuj Liuzfaz 》(Dwngz Hungzli、Linz Cinz cujbenh, Yinzminz Veiswngh Cuzbanjse 2014 nienz banj); swzdiuz Sawgun cujyau dwg geij bonj saw lajneix genjaeu 《Cunghyihyoz Ciengzyungh Mingzswz Suzyij Swzdenj 》(Lij Cingiz cuj benh, Cunghgoz Cunghyihyoz Cuzbanjse 2001 nienz banj) Gozgyah Cunghyihyoz

Gvanjlijgiz caeuq Gyauyuzbu Gauhdwngj Gyauyuzswh cujciz biensij、《Cunghyih Yihyoz Mingzswz 2004》(Gohyoz Cuzbanjse 2005 nienz banj) youz Cunghyih Yih yoz Mingzswz Saemjdingh Veijyenzvei saemjdingh. Caiqlij canhgauj le bonj 《Cunghyih Gihcuj Lijlun Suzyij 》(GB/T 20348—2006) gaenq ginggvaq Gozgyah Cizlieng Genhduz Genjyen Genjyiz Cungjgiz caeuq Cunghgoz Gozgyah Byauhcunjva Veijyenzvei baecinj laebhangh bienceih 2006 nienz 5 nyied 25 hauh fatbouh haenx.

2. Gveihfan ceiqdingh beigingj caeuq ginggvaq

Youq Guekgya Cunghyihyoz Gvanjlijgiz caeuq Gvangjsih Bouxcuengh Swcigih Cunghyihyoz Gvanjlijgiz yunghrengz bangfuz lajde, Gvangjsih Bouxcuengh Swcigih Minzcuz Yihyoz Yenzgiuyen (Gvangjsih Gozci Ywcuengh Yih yen) daezok le gij genyi gvendaengz yenzgiu caeuq ceiqdingh Ywcuengh mingzswz suzyij gveihfan. Gaenqgawq Guekgya Cunghyihyoz Gvanjlijgiz Cunghyihyoz Byauhcunjva Hanghmoeg Yinvusuh《Ywcuengh Byauhcunj Cungjloih Moegloeg Caeuq Yienghbanj Yenzgiu》 (bienhauh：ZYYS—2008〔0019〕)、Gvangjsih Bouxcuengh Swcigih Veiswnghdingh Cunghyihyoz Gohgi Cienhangh Yinvusuh (minzcuz yihyoz gunggvan hanghmoeg hungloet) "Ywcuengh Gihbwnj Mingzswz Suzyij Gveihfan Yenzgiu" (bienhauh：GZKZ—G1108)、Gvangjsih Veiswngh Byauhcunjci Coihdingh Hanghmoeg Veijdoz Hezyisuh《Ywcuengh Binghmingz Gveihfan 》(bienhauh：2014—0222)，Gvangjsih Bouxcuengh Swcigih Minzcuz Yihyoz Yenzgiuyen (Gvangjsih Gozci Ywcuengh Yihyen) cujciz mizgven conhgyah roengzfwngz yenzgiu ceiqdingh《Ywcuengh Gihbwnj Mingzswz Suzyij Gveihfan (caujanq) 》，caemhcaiq cujciz ciuhai le sam baez coihdingh veiyi、fanfuk daujlun、coihdingh aen caujanq neix. 2014 nienz 10 nyied 9 hauh caeuq 2015 nienz 5 nyied 28 hauh，Gvangjsih Bouxcuengh Swcigih Cunghyihyoz Gvanjlijgiz cujciz ciuhai le《Ywcuengh Gihbwnj Mingzswz Suzyij Gveihfan》saemjdingh veiyi. 2019 nienz 7 nyied 18 hauh，Gvangjsih Bouxcuengh Swcigih Sicangz Genhduz Gvanjlij Giz cujciz cien'gya ciuhai le aen hoih saemjdingh Guengjsae deihfung biucinj《Ywcuengh Binghmingz Gveihfanh》，gaengawq cien'gya yigen gaij aen coh biucinj guh《Ywcuengh Gihbwnj Mingzswz Suzyij Gveihfan》.

3. Swzdiuz gwzsiz caeuq baizlied

（1）Moix aen swzdiuz hamzmiz bienmaj、yw mingz Vahcuengh〔Sawcuengh〕、yw mingz Sawgun〔hanyij bingyinh〕.

（2）Swzdiuz ciuq Ywcuengh yozsuz dijhi faenloih baizlied，ciuq gij fuengsik lajneix bae bienmaj：

01【Yozgoh、bouxciennieb】

02【Yaem yiengz】

03【Samheiq】

04【Samroen songloh】

05【Dungxsaej/Cangqfuj】

06【Ndok noh heiq lwed】

07【Fatbingh yienzaen】

08【Yawj bingh fuengfap】

09【Ywbingh yenzcwz caeuq fuengfap 】

10【Ywcuengh】

11【Danyw Ywcuengh 】

12【Ywcuengh neigoh】

13【Ywcuengh vaigoh】

14【Ywcuengh fugoh】

15【Ywcuengh wzgoh】

16【Ywcuengh vujgvanhgoh】

17【Ywcuengh guzsanghgoh】

18【Ywcuengh megnyinzgoh】

19【Ywcuengh cimgiujgoh】

20【Ywcuengh yangjswngh ganghfuzgoh】

4. Fuzhau gangjmingz

Gij swz miz diuz sien "/" faengek de，biujsiq senj aeu aen lawz cungj baenz.

规范编写说明

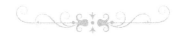

1 范围

1.1 本规范规定了壮医药基本名词的术语规范。

1.2 本规范适用于壮医药教学、医疗、科研及国内外学术交流。

2 规范性引用文件

2.1 下列文件对于本文件的应用是必不可少的。凡是注日期的引用文件，仅所注日期的版本适用于本文件；凡是不注日期的引用文件，其最新版本（包括所有的修改单）适用于本文件。

2.2 中华人民共和国国家标准《中医基础理论术语》GB/T 20348—2006（所有部分）。

3 术语和定义

3.1 三道两路

三道即气道、谷道、水道，两路即龙路和火路。

3.2 气道

壮医把人与自然之气相互交换的通道称为气道。

3.3 谷道

壮医把食物进入体内得以消化吸收的通道称为谷道。

3.4 水道

壮医所称的水道，主要指出水之通道，即尿道，调节的枢纽在肾和膀胱。

3.5 龙路

壮医把血液传输的通路称为龙路，其主要功能是为脏腑骨肉输送营养。龙路有干线，有网络，遍布全身，其中枢在心脏。

3.6　火路

壮医把人体内传感之道称为火路，用现代语言解释为信息通道，其中枢在"巧坞"（大脑）。

3.7　调气

调气即通过各种具体的治疗方法，如针灸、拔罐、引舞、气功、药物等，调节、激发或通畅人体之气，主要用于治疗气滞、气虚等病症。

3.8　解毒

解毒即通过药物及其他疗法祛除毒邪，以达到治疗目的，主要用于毒病，如红肿热痛、溃烂、肿瘤、疮疖、黄疸、血液病及各种中毒的治疗。

3.9　补虚

补虚即用有滋补作用的食物、药物或其他疗法，治疗虚弱性疾病，以达到补虚的目的。壮医补虚，重视食疗和使用动物药。

3.10　养神

养神，即使自己的身体与心理处于平静状态，排除杂念，静心守神，以此来恢复精神和体力。

4　词条格式及排列

4.1　每个词条包括编码、壮名［壮文］、中文名［汉语拼音］。

4.2　词条按照壮医学术体系归类排列，按以下方式编码：

01：学科、专业人员；

02：阴阳；

03：三气；

04：三道两路；

05：脏腑；

06：骨肉气血；

07：病因病机；

08：诊法；

09：治则治法；

10：壮药；

11：壮医方剂；

12：壮医内科；

13：壮医外科；

14：壮医妇科；

15：壮医儿科；

16：壮医五官科；

17：壮医骨伤科；

18：壮医经筋科；

19：壮医针灸科；

20：壮医养生康复科。

Gangjmingz Gveihfan Biensij

1　Fanveiz

1.1　Aen gveihfan neix dingh roengz le gij suzyij gveihfan gihbwnj mingzswz Ywcuengh.

1.2　Aen gveihfan neix youq Ywcuengh sonhag、ywbingh、gohyenz caeuq ndaw guek rog guek yozsuz gyaulouz habyungh.

2　Gij vwnzgen yinxyungh gveihfansing

2.1　Gij vwnzgen baihlaj doiq aen vwnzgen neix wngqyungh dingh noix mbouj ndaej. Fanzdwg gij vwnzgen yinxyungh sij miz ndwenngoenz，dan dwg aen banjbwnj sij miz ndwenngoenz haenx habyungh aen vwnzgen neix；fanzdwg gij vwnzgen yinxyungh mbouj sij miz ndwenngoenz haenx, aen banjbwnj ceiq moq de（baudaengz sojmiz gij dan coihgaij）habyungh aen vwnzgen neix.

2.2　Cunghvaz Yinzminz Gunghozgoz Gozgyah Byauhcunj《Ywdoj Gihcuj Lijlun Suzyij》GB/T 20348—2006（dingz sojmiz）.

3　Suzyij Caeuq Dingyi

3.1　Samroen songloh

Samroen couhdwg roenheiq、roenhaeux、roenraemx, songloh couhdwg lohlungz、lohhuj.

3.2　Roenheiq

Ywcuengh dawz diuz roen gij heiq vunz caeuq swyenz doxvuenh heuhguh roenheiq.

3. 3　Roenhaeux

Ywcuengh dawz diuz roen haeuxgwn haeuj daengz ndangvunz ndaej daeng siuvaqsupsou heuhguh roenhaeux.

3. 4　Roenraemx

Ywcuengh giz heuhguh roenraemx, cujyau dwg gangj diuz roen okraemx, couhdwg sainyouh, giz suhniuj diuzcez de youq aenmak caeuq rongznyouh.

3. 5　Lohlungz

Ywcuengh dawz diuz loh soengq lwed heuhguh lohlungz, cujyau goengnaengz dwg hawj dungxsaej ndok noh soengq yingzyangj. Lohlungz dwg diuz lohhung, miz muengx, daengx ndang cungj miz, giz suhniuj de youq simdaeuz.

3. 6　Lohhuj

Ywcuengh dawz diuz loh ndawndang roxnyinh heuhguh lohhuj, aeuvah ciuhneix gangj couh dwg diuz loh sinsiz, giz suhniuj de youq "ukgyaeuj".

3. 7　Diuzheiq

Diuz heiq couhdwg doenggvaq gak cungj ywbingh fuengfap, lumj cim、gok、yinxfoux、heiqgoeng、yw daengj, diuzcez、gikcoi roxnaeuz doeng gij heiq ndangvunz, cujyau aeu daeuj yw gij bingh heiq cwk、heiq noix daengj.

3. 8　Gaijdoeg

Gaijgoeg couhdwg doenggvaq yw caeuq gij ywfap wnq cawz deuz doegyak, ndaej daengz ywbingh muzdiz, cujyau aeu daeuj yw binghdoeg, lumj yw doeghuj foegin、naeuh、baenzfoeg、baenzbaez、vuengzbiu、binghlwed caeuq gak cungj dengdoeg.

3. 9　Boujhaw

Boujhaw couhdwg aeu gijgwn、yw miz cozyung boujndang haenx roxnaeuz gij ywfap wnq, yw gij binghhaw, ndaej daengz aen muzdiz boujhaw. Ywcuengh boujhaw, yawjnaek aeu gwn daeuj bouj roxnaeuz yungh gij yw doenghduz.

3. 10　Ciengx saenz

Ciengx saenz, hawj aenndang caeuq simleix bonjfaenh bingzdingh, sim mbouj cab，dingh sim souj saenz，yienghneix daeuj dauqfuk cingsaenz caeuq rengzndang.

4　Swzdiuz gwzsiz caeuq baizlied

4.1　Moix aen swzdiuz hamzmiz bienmaj、yw mingz Vahcuengh [Sawcuengh]、yw mingz Sawgun [hanyij bingyinh].

4.2　Swzdiuz ciuq Ywcuengh yozsuz dijhi faenloih baizlied，ciuq gij fuengsik lajneix bae bienmaj：

01：Yozgoh、bouxciennieb；

02：Yaem yiengz；

03：Samheiq；

04：Samroen songloh；

05：Dungxsaej/Cangqfuj；

06：Ndok noh heiq lwed；

07：Fatbingh yienzaen；

08：Yawj bingh fuengfap；

09：Ywbingh yenzcwz caeuq fuengfap；

10：Ywcuengh；

11：Danyw Ywcuengh；

12：Ywcuengh neigoh；

13：Ywcuengh vaigoh；

14：Ywcuengh fugoh；

15：Ywcuengh wzgoh；

16：Ywcuengh vujgvanhgoh；

17：Ywcuengh guzsanghgoh；

18：Ywcuengh megnyinzgoh；

19：Ywcuengh cimgiujgoh；

20：Ywcuengh yangjswngh ganghfuzgoh.

目录
Moegloeg

01【学科、专业人员】［Yozgoh、bouxciennieb］

编码	壮名［壮文］	中文名［汉语拼音］
01—001	壮医学［Ywcuengh yoz］	壮医学［zhuàng yī xué］
01—002	壮医基础理论［Ywcuengh gihcuj lijlun］	壮医基础理论［zhuàng yī jī chǔ lǐ lùn］
01—003	壮医诊断学［Ywcuengh cinjdon yoz］	壮医诊断学［zhuàng yī zhěn duàn xué］
01—004	壮医内科学［Ywcuengh neigoh yoz］	壮医内科学［zhuàng yī nèi kē xué］
01—005	壮医外科学［Ywcuengh vaigoh yoz］	壮医外科学［zhuàng yī wài kē xué］
01—006	壮医妇科学［Ywcuengh fugoh yoz］	壮医妇科学［zhuàng yī fù kē xué］
01—007	壮医儿科学［Ywcuengh wzgoh yoz］	壮医儿科学［zhuàng yī ér kē xué］
01—008	壮医骨伤科学 ［Ywcuengh guzsanghgoh yoz］	壮医骨伤科学 ［zhuàng yī gǔ shāng kē xué］
01—009	正骨［coihndok］	正骨［zhèng gǔ］
01—010	壮医经筋学［Ywcuengh megnyinz yoz］	壮医经筋学［zhuàng yī jīng jīn xué］
01—011	壮医推拿学［Ywcuengh duihnaz yoz］	壮医推拿学［zhuàng yī tuī ná xué］
01—012	壮医眼科学［Ywcuengh yenjgoh yoz］	壮医眼科学［zhuàng yī yǎn kē xué］
01—013	壮医耳鼻喉科学 ［Ywcuengh wjbizhouzgoh yoz］	壮医耳鼻喉科学 ［zhuàng yī ěr bí hóu kē xué］
01—014	壮医皮肤病学［Ywcuengh bizfuhbing yoz］	壮医皮肤病学［zhuàng yī pí fū bìng xué］
01—015	壮医肛肠病学 ［Ywcuengh ganghcangzbing yoz］	壮医肛肠病学 ［zhuàng yī gāng cháng bìng xué］
01—016	壮医急诊学［Ywcuengh gizcinj yoz］	壮医急诊学［zhuàng yī jí zhěn xué］
01—017	壮医药线点灸学 ［Ywcuengh yozsendenjgiuj yoz］	壮医药线点灸学 ［zhuàng yī yào xiàn diǎn jiǔ xué］
01—018	腧穴学［Suhez yoz］	腧穴学［shù xué xué］
01—019	壮医养生学［Ywcuengh yangjswngh yoz］	壮医养生学［zhuàng yī yǎng shēng xué］
01—020	壮医康复学［Ywcuengh ganghfuz yoz］	壮医康复学［zhuàng yī kāng fù xué］
01—021	壮医食疗学［Ywcuengh sizliuz yoz］	壮医食疗学［zhuàng yī shí liáo xué］
01—022	壮医药膳学［Ywcuengh yozsan yoz］	壮医药膳学［zhuàng yī yào shàn xué］
01—023	壮医护理学［Ywcuengh hulij yoz］	壮医护理学［zhuàng yī hù lǐ xué］
01—024	壮药学［Ywcuengh yoz］	壮药学［zhuàng yào xué］
01—025	壮医方剂学［Ywcuengh fanghci yoz］	壮医方剂学［zhuàng yī fāng jì xué］

续表

编码	壮名［壮文］	中文名［汉语拼音］
01－026	壮药资源学［Ywcuengh swhyenz yoz］	壮药资源学［zhuàng yào zī yuán xué］
01－027	壮药化学［Ywcuengh vayoz］	壮药化学［zhuàng yào huà xué］
01－028	壮药鉴别学［Ywcuengh gienbez yoz］	壮药鉴别学［zhuàng yào jiàn bié xué］
01－029	壮药炮制学［Ywcuengh bauci yoz］	壮药炮制学［zhuàng yào páo zhì xué］
01－030	壮药药剂学［Ywcuengh yozci yoz］	壮药药剂学［zhuàng yào yào jì xué］
01－031	壮医医史学［Ywcuengh yihsij yoz］	壮医医史学［zhuàng yī yī shǐ xué］
01－032	壮医文献学［Ywcuengh vwnzyen yoz］	壮医文献学［zhuàng yī wén xiàn xué］
01－033	壮医医案［Ywcuengh yihan］	壮医医案［zhuàng yī yī àn］
01－034	壮中西医结合 ［Ywcuengh Ywdoj Sihyih caez giethab］	壮中西医结合 ［zhuàng zhōng xī yī jié hé］
01－035	壮医［Ywcuengh］	壮医［zhuàng yī］
01－036	壮医师［Canghywcuengh］	壮医师［zhuàng yī shī］
01－037	壮药师［Canghywcuengh］	壮药师［zhuàng yào shī］
01－038	草药医生［Canghywdoj］	草药医生［cǎo yào yī shēng］

02【阴阳】［Yaem yiengz］

编码	壮名［壮文］	中文名［汉语拼音］
02－001	阴阳咕国［yaem yiengz guhgoek］	阴阳为本［yīn yáng wéi běn］
02－002	阴［yaem］	阴［yīn］
02－003	阳［yiengz］	阳［yáng］
02－004	阴阳［yaem yiengz］	阴阳［yīn yáng］
02－005	阴哄［yaemhoengh］	阴盛［yīn shèng］
02－006	阴弱［yaemnyieg］	阴衰［yīn shuāi］
02－007	阴嘿［yaemhaw］	阴虚［yīn xū］
02－008	阴证［yaemcingq］	阴证［yīn zhèng］
02－009	阳哄［yiengzhoengh］	阳盛［yáng shèng］
02－010	阳弱［yiengznyieg］	阳衰［yáng shuāi］
02－011	阳嘿［yiengzhaw］	阳虚［yáng xū］
02－012	阳证［yiengzcingq］	阳证［yáng zhèng］

续表

编码	壮名〔壮文〕	中文名〔汉语拼音〕
02－013	阴哄阳弱〔yaemhoengh yiengznyieg〕	阴盛阳衰〔yīn shèng yáng shuāi〕
02－014	阳哄阴弱〔yiengzhoengh yaemnyieg〕	阳盛阴衰〔yáng shèng yīn shuāi〕
02－015	阴哄阳哄〔yaemhoengh yiengzhoengh〕	阴盛阳盛〔yīn shèng yáng shèng〕
02－016	阴弱阳弱〔yaemnyieg yiengznyieg〕	阴衰阳衰〔yīn shuāi yáng shuāi〕

03 【三气】〔Samheiq〕

编码	壮名〔壮文〕	中文名〔汉语拼音〕
03－001	珊嘿〔samheiq〕	三气〔sān qì〕
03－002	部啃的门〔bouh gwnz dwg mbwn〕	上部为天〔shàng bù wéi tiān〕
03－003	部降的文〔bouh gyang dwg vunz〕	中部为人〔zhōng bù wéi rén〕
03－004	部蜡的地〔bouh laj dwg deih〕	下部为地〔xià bù wéi dì〕
03－005	门〔mbwn〕	天〔tiān〕
03－006	病门部〔bingh mbwnbouh〕	天部病〔tiān bù bìng〕
03－007	门嘿不咙〔mbwn heiq mbouj roengz〕	天气不降〔tiān qì bú jiàng〕
03－008	地〔deih〕	地〔dì〕
03－009	病地部〔bingh deihbouh〕	地部病〔dì bù bìng〕
03－010	地嘿不狠〔deih heiq mbouj hwnj〕	地气不升〔dì qì bù shēng〕
03－011	文〔vunz〕	人〔rén〕
03－012	病文部〔bingh vunzbouh〕	人部病〔rén bù bìng〕
03－013	文嘿不和〔vunz heiq mbouj huz〕	人气不和〔rén qì bù hé〕
03－014	珊嘿垌布〔samheiq doengzbouh〕	三气同步〔sān qì tóng bù〕
03－015	珊嘿运动〔samheiq yinhdoengh〕	三气运动〔sān qì yùn dòng〕
03－016	珊嘿垌赛东〔samheiq doengz caez doengh〕	三气同步运行〔sān qì tóng bù yùn xíng〕
03－017	珊嘿牟赛东〔samheiq mbouj caez doengh〕	三气不能同步〔sān qì bù néng tóng bù〕

04【三道两路】［Samroen songloh］

编码	壮名［壮文］	中文名［汉语拼音］
04－001	珊壬［samroen］	三道［sān dào］
04－002	啰嘿［roenheiq］	气道［qì dào］
04－003	根埃［roenhaeux］	谷道［gǔ dào］
04－004	啰林［roenraemx］	水道［shuǐ dào］
04－005	双啰［songloh］	两路［liǎng lù］
04－006	啰垄［lohlungz］	龙路［lóng lù］
04－007	脉垄［meglungz］	龙脉［lóng mài］
04－008	脉勒［meglwed］	血脉［xuè mài］
04－009	啰虎［lohhuj］	火路［huǒ lù］
04－010	通村周佣［doengswnh couh yungh］	以通为用［yǐ tōng wéi yòng］
04－011	珊壬通村［samroen doengswnh］	三道通畅［sān dào tōng chàng］

05【脏腑】［Dungxsaej/Cangqfuj］

编码	壮名［壮文］	中文名［汉语拼音］
05－001	胴虽嘿嘞骆诺 ［dungxsaej heiq lwed ndok noh］	脏腑气血骨肉［zàng fǔ qì xuè gǔ ròu］
05－002	胴虽［dungxsaej］	脏腑［zàng fǔ］
05－003	巧坞［gyaeujuk］	大脑［dà nǎo］
05－004	心头［simdaeuz］	心［xīn］
05－005	笨/钵［bwt］	肺［fèi］
05－006	叠［daep］	肝［gān］
05－007	楣［mbei］	胆［dǎn］
05－008	芒［mak］	肾［shèn］
05－009	曼［mamx］	胰［yí］
05－010	隆［mamx/lumj］	脾［pí］
05－011	虽［saej］	肠［cháng］
05－012	弄幽［rongznyouh］	膀胱［páng guāng］
05－013	虽嫩［saejnaeq］	小肠［xiǎo cháng］

续表

编码	壮名［壮文］	中文名［汉语拼音］
05—014	虽嘅［saejgeq］	大肠［dà cháng］
05—015	咪胴［mehdungx］	胃［wèi］
05—016	恩壬［aenraem］	睾丸［gāo wán］
05—017	虽华［saejva］	胞宫［bāo gōng］

06【骨肉气血】［Ndok noh heiq lwed］

编码	壮名［壮文］	中文名［汉语拼音］
06—001	夺诺［ndoknoh］	骨肉［gǔ ròu］
06—002	嘿/嘘［heiq］	气［qì］
06—003	嘞［lwed］	血［xuè］
06—004	启嘿锐得懒［gij heiq yawj ndaej raen］	有形之气［yǒu xíng zhī qì］
06—005	启嘿锐不懒［gij heiq yawj mbouj raen］	无形之气［wú xíng zhī qì］

07【病因病机】［Fatbingh yienzaen］

编码	壮名［壮文］	中文名［汉语拼音］
07—001	贫病原因［baenzbingh yienzaen］	病因［bìng yīn］
07—002	笃［doeg］	毒［dú］
07—003	邪笃［sezdoeg］	邪毒［xié dú］
07—004	痧笃［sadoeg］	痧毒［shā dú］
07—005	瘴笃［ciengdoeg］	瘴毒［zhàng dú］/疟疾［nüè ji］
07—006	蛊笃［gyangqdoeg］	蛊毒［gǔ dú］
07—007	隆笃［rumzdoeg］	风毒［fēng dú］
07—008	湿笃［caepdoeg］	湿毒［shī dú］
07—009	额笃［ngwzdoeg］	蛇毒［shé dú］
07—010	启肯笃［gijgwndoeg］	食物毒［shí wù dú］
07—011	得笃［ndatdoeg］	热毒［rè dú］
07—012	腻笃［nitdoeg］	寒毒［hán dú］
07—013	瘀笃［aeujdoeg］	瘀毒［yū dú］

续表

编码	壮名［壮文］	中文名［汉语拼音］
07—014	启笃锐得懒［gij doeg yawj ndaej raen］	有形之毒［yǒu xíng zhī dú］
07—015	启笃锐不懒［gij doeg yawj mbouj raen］	无形之毒［wú xíng zhī dú］
07—016	阴嘿［yaemhaw］	阴虚［yīn xū］
07—017	阳嘿［yiengzhaw］	阳虚［yáng xū］
07—018	笃奈叮病［doegnaiq dengbingh］	毒虚致病［dú xū zhì bìng］
07—019	瘀［aeuj］	瘀［yū］
07—020	发病原因［fatbingh yienzaen］	病机［bìng jī］
07—021	笃很来内［doeg haenq lainoix］	毒力大小［dú lì dà xiǎo］
07—022	正气昂弱［cingqheiq ak nyieg］	正气强弱［zhèng qì qiáng ruò］
07—023	正气叮相［cingqheiq dengsieng］	正气大伤［zhèng qì dà shāng］
07—024	正气不足［cingqheiq mbouj cuk］	正气不足［zhèng qì bù zú］
07—025	正邪夺闪［cingq sez doxcaenx］	正邪相争［zhèng xié xiāng zhēng］
07—026	正弱邪昂［cingq nyieg sez ak］	正不胜邪［zhèng bú shèng xié］
07—027	邪笃侵吼［sez doeg ciemq haeuj］	邪毒内侵［xié dú nèi qīn］
07—028	奈［naiq］	虚［xū］
07—029	正气奈［cingqheiq naiq］	正气虚［zhèng qì xū］
07—030	嘘内［heiqnoix］	气虚［qì xū］
07—031	嘞奈［lwednaiq］	血虚［xuè xū］
07—032	嘿嘞都奈［heiqlwed duj naiq］	气血两虚［qì xuè liǎng xū］
07—033	嘿嘞孬调［heiqlwed nauq diuz］	气血失调［qì xuè shī tiáo］
07—034	珊壬不通［samroen mbouj doeng］	三道不通［sān dào bù tōng］
07—035	珊壬孬调［samroen nauq diuz］	三道失于调节［sān dào shī yú tiáo jié］
07—036	珊壬叮塞［samroen dengsaek］	三道阻塞［sān dào zǔ sè］
07—037	珊壬双啰孬通［samroen songloh nauq doeng］	三道两路不通［sān dào liǎng lù bù tōng］

08【诊法】［Yawj bingh fuengfap］

编码	壮名［壮文］	中文名［汉语拼音］
08－001	症状［cwngcang］	症状［zhèng zhuàng］
08－002	体征［dijcwngh］	体征［tǐ zhēng］
08－003	米神［mizsaenz］	得神［dé shén］
08－004	内神［noixsaenz］	少神［shǎo shén］
08－005	失神［saetsaenz］	失神［shī shén］
08－006	咋神［gyajsaenz］	假神［jiǎ shén］
08－007	巧坞乱［gyaeujuk luenh］	神乱［shén luàn］
08－008	神昏话睐［saenzngunh vahlai］	神昏多言［shén hūn duō yán］
08－009	中风［cungfungh］	中风［zhòng fēng］
08－010	邦郎胛［bakndanggyaed］	半身不遂［bàn shēn bù suí］
08－011	胛楹［gyaed'unq］	软瘫［ruǎn tān］
08－012	嗒咛［da'nding］	目赤［mù chì］
08－013	嗒豪咛［dahaunding］	白睛红赤［bái jīng hóng chì］
08－014	囊嘞［ndaenglwed］	鼻衄［bí nù］
08－015	嚎嘞［heujlwed］	齿衄［chǐ nù］
08－016	狠纠［hwnjgeuq］	抽筋［chōu jīn］
08－017	叮讽腻［dinfwngznit］	四肢冷［sì zhī lěng］
08－018	叮讽狠纠［dinfwngz hwnjgeuq］	四肢抽搐［sì zhī chōu chù］
08－019	叮讽尹［dinfwngz in］	四肢疼痛［sì zhī téng tòng］
08－020	叮讽伞［dinfwngz saenz］	四肢震颤［sì zhī zhèn chàn］
08－021	叮讽浪浮［dinfwngz raengfoeg］	四肢肿胀［sì zhī zhǒng zhàng］
08－022	疹睐［cimjraiz］	斑疹［bān zhěn］
08－023	斑睐［banqraiz］	斑［bān］
08－024	疹［cimj］	疹［zhěn］
08－025	疹恳能［cimj gwnz naeng］	丘疹［qiū zhěn］
08－026	唛蛮［maekman］	风疹［fēng zhěn］
08－027	托喃［dokraemx］／芒喃［makraemx］	水痘［shuǐ dòu］
08－028	诺息肉［noh sizyuz］	息肉［xī ròu］
08－029	溃疡［gveiyangz］	溃疡［kuì yáng］

续表

编码	壮名［壮文］	中文名［汉语拼音］
08—030	脉漏［maeglaeuh］	脉漏［mài lòu］
08—031	鹿嘞［rueglwed］	咯血［kǎ xiě］／吐血［tù xiě］
08—032	埃嘞［aelwed］	咳血［ké xiě］
08—033	威嘞［veglwed］	唾血［tuò xiě］
08—034	阿意嘞［okhaexlwed］	便血［biàn xiě］
08—035	幽嘞［nyouhlwed］	尿血［niào xiě］／血淋［xuè lín］／血尿［xuè niào］
08—036	壮医锐兵［Ywcuengh yawjbingh］	壮医望诊［zhuàng yī wàng zhěn］
08—037	锐神［yawjsaenz］	望神［wàng shén］
08—038	锐朗体［yawj ndangdaej］	望形体［wàn xíng tǐ］
08—039	锐姿态［yawj swhdai］	望姿态［wàng zī tài］
08—040	锐色那［yawj saeknaj］	望面色［wàng miàn sè］
08—041	锐勒嗒医病［yawj lwgda ywbingh］	目诊［mù zhěn］
08—042	锐能诺［yawj naengnoh］	望皮肤［wàng pí fū］
08—043	锐叮讽［yawj din fwngz］	望手足［wàng shǒu zú］
08—044	精神不真［cingsaenz mbouj cinh］	精神不振［jīng shén bú zhèn］
08—045	神嘿清楚［saenzheiq cingcuj］	神志清楚［shén zhì qīng chǔ］
08—046	迷给［maezgae］	神志昏迷［shén zhì hūn mí］
08—047	昏噩［vunz ngunh］	反应迟钝［fǎn yìng chí dùn］
08—048	能诺润尼［ndangnoh nyinhndei］	肌肉润泽［jī ròu rùn zé］
08—049	能诺损［ndangnoh sied］	肌肉消损［jī ròu xiāo sǔn］
08—050	能诺陇［ndangnoh rungq］	肌肉松软［jī ròu sōng ruǎn］
08—051	色哪息［saeknaj saep］	面色少华［miàn sè shǎo huá］
08—052	色哪晦暗［saeknaj amq］	面色晦暗［miàn sè huì àn］
08—053	色哪限淡［saeknaj henjdamh］	面色淡黄［miàn sè dàn huáng］／面色白［miàn sè bái］
08—054	色哪豪［saeknaj hau］	面色㿠白［miàn sè huàng bái］
08—055	嘿内敬港［heiqnoix gik gangj］	少气懒言［shǎo qì lǎn yán］
08—056	嘿典敬港［heiqdinj gik gangj］	气短懒言［qì duǎn lǎn yán］
08—057	动作棉［dungcoz menh］	动作迟缓［dòng zuò chí huǎn］

续表

编码	壮名［壮文］	中文名［汉语拼音］
08－058	嗒岁［dasaw］	目光迟滞［mù guāng chí zhì］
08－059	能诺禾行［naengnoh hohang］	皮肤枯燥［pí fū kū zào］
08－060	心神不安［simgaenj mbouj onj］	烦躁不安［fán zào bù ān］
08－061	耸不安［soengz mbouj onj］	站立不稳［zhàn lì bù wěn］
08－062	耸不南［soengz mbouj nanz］	不耐久站［bú nài jiǔ zhàn］
08－063	双手护心［songfwngz hoh sim］	双手护心［shuāng shǒu hù xīn］
08－064	色哪显［saeknaj henj］	面色黄［miàn sè huáng］
08－065	色哪吩［saeknaj fonx］	面色黑［miàn sè hēi］
08－066	哪华豪［naj vahau］	面部白斑［miàn bù bái bān］
08－067	哪咪点豪［naj miz diemjhau］	面部白点［miàn bù bái diǎn］
08－068	嘞嘿足［lwedheiqcuk］	气血充足［qì xuè chōng zú］
08－069	嘞嘿内［lwedheiqnoix］	气血不足［qì xuè bù zú］
08－070	嘞嘿叮相［lwedheiq dengsieng］	气血损伤［qì xuè sǔn shāng］
08－071	勃浮［foegfouz］	眼泡浮肿［yǎn pào fú zhǒng］
08－072	眶嗒破峦［gvaengzda mboeploemq］	眼眶凹陷［yǎn kuàng āo xiàn］
08－073	眶嗒吩［gvaengzda fonx］	眼眶发黑［yǎn kuàng fā hēi］
08－074	勒嗒砣［lwgda doed］	眼睛突出［yǎn jīng tū chū］
08－075	那嗒蚕跳［najda saenzdiuq］	眼睑震跳［yǎn jiǎn zhèn tiào］
08－076	勒嗒发显［lwgda fathenj］	眼白发黄［yǎn bái fā huáng］
08－077	阳嘿绥虚［yiengzheiq doekhaw］	阳气虚脱［yáng qì xū tuō］
08－078	胴西咪暖［dungxsaej miz non］	肠道寄生虫病［cháng dào jì shēng chóng bìng］/蛔虫病［huí chóng bìng］/钩虫病［gōu chóng bìng］/蛲虫病［náo chóng bìng］
08－079	寒腻临朗［doeg nit rim ndang］	寒毒内盛［hán dú nèi shèng］
08－080	啰垄色嘞［lohlungz saeklwed］	龙路血滞［lóng lù xuè zhì］
08－081	精神恍恍［cingsaenz gvaekgvaek］	炯炯有神［jiǒng jiǒng yǒu shén］
08－082	嗒咛［da'nding］	目赤肿痛［mù chì zhǒng tòng］
08－083	嗒显［dahenj］	白睛黄染［bái jīng huáng rǎn］
08－084	昨嗒变豪［com da bienq hau］	目眦淡白［mù zì dàn bái］
08－085	眶嗒色吩［gvaengxda saek fonx］	目眶色黑［mù kuàng sè hēi］

续表

编码	壮名［壮文］	中文名［汉语拼音］
08－086	锐说［yawjsoh］	直视［zhí shì］
08－087	留［liuq］	斜视［xié shì］
08－088	笃隆内动［doeg rumz ndaw doengh］	风毒内动［fēng dú nèi dòng］
08－089	痉厥［ginggez］	痉厥［jìng jué］
08－090	危扁缩衣［ngveihbaed sukiq］	瞳仁缩小［tóng rén suō xiǎo］
08－091	危扁松孩［ngveihbaed soenghai］	瞳仁散大［tóng rén sàn dà］
08－092	咪腰喃精此类 ［meh hwet raemxcing haw］	肾精耗竭［shèn jīng hào jié］
08－093	英台［yaekdai］	濒死危象［bīn sǐ wēi xiàng］
08－094	咪叠咪肥［mehdaep miz feiz］	肝胆火炽［gān dǎn huǒ chì］
08－095	叠楣咪腰劳损歪 ［daep mbei meh hwet sonjvaih］	肝肾劳损［gān shèn láo sǔn］
08－096	嘿坛拥很［heiq ndat nyoengxhwnj］	虚火上扰［xū huǒ shàng rǎo］
08－097	能色泽［naengnoh saek nyinh］	皮肤色泽［pí fū sè zé］
08－098	能样态［naengnoh］	皮肤形态［pí fū xíng tài］
08－099	能变红［naengnoh bienq hoengz］	皮肤变红［pí fū biàn hóng］
08－100	能显［naengnoh fat henj］	皮肤发黄［pí fū fā huáng］
08－101	能番［naengnoh fat fonx］	皮肤发黑［pí fū fā hēi］
08－102	能花豪［naengnoh vahau］	皮肤白斑［pí fū bái bān］
08－103	能扫［naengnoh sauj］	皮肤干枯［pí fū gān kū］
08－104	叮咙笃坛［deng rumz doeg ndat］	风热火毒［fēng rè huǒ dú］
08－105	勒爷笃坛来生周咪 ［lwgnyez doeg ndat meh seng couh miz］	小儿胎毒［xiǎo ér tāi dú］
08－106	嘿坛囊李［heiq ndat naengj roemz］	湿热熏蒸［shī rè xūn zhēng］
08－107	腻湿兰色［nit caep lamzsaek］	寒湿阻遏［hán shī zǔ è］
08－108	喃汁恩胆哩［raemxcaep aen damj rih］	胆汁外溢［dǎn zhī wài yì］
08－109	斑疹红紫［bingh cimj naeng hoengzaeuj］	斑疹红紫［bān zhěn hóng zǐ］
08－110	呗脓/呗农［baeznong］	痈［yōng］
08－111	呗［baez］	无名肿毒［wú míng zhǒng dú］
08－112	疽［baezhaem］	疽［jū］

续表

编码	壮名［壮文］	中文名［汉语拼音］
08－113	呗脓巧［baeznonggyaeuj］	有头疽［yǒu tóu jū］
08－114	呗连［baezlienz］	无头疽［wú tóu jū］
08－115	呗疗［baezding］	疗［dīng］/疗疮［dīng chuāng］/疮疗［chuāng dīng］/口舌生疮［kǒu shé shēng chuāng］
08－116	呗［baez］	疮［chuāng］
08－117	肌肉痿废［noh nyoj］	肌肉痿废［jī ròu wěi fèi］
08－118	兵哟/痿证［bingh nyoj］	痿证［wěi zhèng］
08－119	鹤膝风［gyaeujho foeg］	鹤膝风［hè xī fēng］
08－120	笨浮/浮肿［binghfoegfouz］	浮肿［fú zhǒng］/水肿［shuǐ zhǒng］/急慢性肾炎［jí màn xìng shèn yán］/肾炎水肿［shèn yán shuǐ zhǒng］/肾炎［shèn yán］/慢性肾炎［màn xìng shèn yán］/气虚浮肿［qì xū fú zhǒng］/肾盂肾炎［shèn yú shèn yán］
08－121	关节肿大［hohfoeg］	关节肿大［guān jié zhǒng dà］
08－122	屈伸不利［ut iet mbouj bienh］	屈伸不利［qū shēn bú lì］
08－123	发旺［fatvuengh］	痹病［bì bìng］/风湿痹痛［fēng shī bì tòng］/关节痛［guān jié tòng］
08－124	锐嘞答医病［lwgda yawjbingh］	壮医目诊［zhuàng yī mù zhěn］
08－125	嘞嗒［lwgda］	眼睛［yǎn jīng］
08－126	及米信号［giz miz saenqhauh］	信号反应区［xìn hào fǎn yìng qū］
08－127	信号米变［saenqhauh miz bienq］	异变信号［yì biàn xìn hào］
08－128	嗒豪［dahau］	白睛［bái jīng］
08－129	嗒豪门［dahau mon］	白睛暗淡［bái jīng àn dàn］
08－130	嗒豪嘞脉内［dahau lwedmaeg noix］	白睛血脉稀少［bái jīng xuè mài xī shǎo］
08－131	嗒豪嘞脉尤佬尤弯［dahau lwedmaeg youh laux youh van］	白睛血脉增粗弯曲［bái jīng xuè mài zēng cū wān qū］
08－132	嗒豪嘞脉角老［dahau lwedmaeg goek laux］	白睛血脉根部粗大［bái jīng xuè mài gēn bù cū dà］

续表

编码	壮名〔壮文〕	中文名〔汉语拼音〕
08—133	嗒豪嘞脉决〔dahau lwedmaeg gveux〕	白睛血脉螺旋状 〔bái jīng xuè mài luó xuán zhuàng〕
08—134	嗒豪嘞脉孪垮危扁 〔dahau lwedmaeg ronz gvaq ngveihbaed〕	白睛血脉贯瞳〔bái jīng xuè mài guàn tóng〕
08—135	嗒豪嘞脉朦〔dahau lwedmaeg mong〕	白睛血脉模糊不清 〔bái jīng xuè mài mó hú bù qīng〕
08—136	嗒豪嘞脉其派米点 〔dahau lwedmaeg giz byai miz diemj〕	白睛脉络末端瘀点 〔bái jīng mài luò mò duān yū diǎn〕
08—137	嗒豪嘞脉散乱 〔dahau lwedmaeg sanjluenh〕	白睛脉络散乱〔bái jīng mài luò sǎn luàn〕
08—138	嗒豪嘞脉乱〔dahau lwedmaeg luenh〕	白睛脉络分布不规则 〔bái jīng mài luò fēn bù bù guī zé〕
08—139	嗒豪嘞脉衣〔dahau lwedmaeg iq〕	白睛脉络细小〔bái jīng mài luò xì xiǎo〕
08—140	嗒豪米点吩〔dahau miz diemj fonx〕	白睛黑色瘀点〔bái jīng hēi sè yū diǎn〕
08—141	锐林雅病〔yawj linz yw bingh〕	壮医舌诊〔zhuàng yī shé zhěn〕
08—142	锐爱林〔yawj ngawhlinx〕	望舌苔〔wàng shé tāi〕
08—143	锐林〔yawj linx〕	察舌质〔chá shé zhì〕
08—144	爱林染色〔ngawhlinx yienzsaek〕	染苔〔rǎn tāi〕
08—145	色林〔saeklinx〕	舌色〔shé sè〕
08—146	林峦红〔linx luenqhoengz〕	淡红舌〔dàn hóng shé〕
08—147	林峦豪〔linx luenqhau〕	淡白舌〔dàn bái shé〕
08—148	林叮〔linx nding〕	红绛舌〔hóng jiàng shé〕
08—149	林红〔linx hoengz〕	红舌〔hóng shé〕
08—150	林叮〔linx nding〕	绛舌〔jiàng shé〕
08—151	林协呕〔linx heuaeuj〕	青紫舌〔qīng zǐ shé〕
08—152	林样〔linxyiengh〕	舌形〔shé xíng〕
08—153	林解〔linxgeq〕	老舌〔lǎo shé〕
08—154	林解革〔linx geqgoem〕	苍老舌〔cāng lǎo shé〕
08—155	林嗯阿〔linx unqoiq〕	娇嫩舌〔jiāo nèn shé〕
08—156	林皮哄〔linx bizhung〕	胖大舌〔pàng dà shé〕

续表

编码	壮名〔壮文〕	中文名〔汉语拼音〕
08－157	林该〔linx gawh〕	肿胀舌〔zhǒng zhàng shé〕
08－158	林帮罗〔linx mbangroz〕	瘦薄舌〔shòu báo shé〕
08－159	林竞〔linx ging〕	裂纹舌〔liè wén shé〕
08－160	林嗯减〔linx oen'em〕	芒刺舌〔máng cì shé〕
08－161	林厘显〔linx rizheuj〕	齿痕舌〔chǐ hén shé〕
08－162	林相〔linx siengq〕	舌态〔shé tài〕
08－163	林强〔linx geng〕	强硬舌〔jiàng yìng shé〕
08－164	林神〔linx saenz〕	震颤舌〔zhèn chàn shé〕
08－165	林匹旁〔linx mbitmbiengj〕	歪斜舌〔wāi xié shé〕
08－166	林缩典〔linx sukdinj〕	短缩舌〔duǎn suō shé〕
08－167	林道动〔linx ndaudoengh〕	吐弄舌〔tù nòng shé〕
08－168	爱林〔ngawhlinx〕	舌苔〔shé tāi〕
08－169	爱林帮〔ngawhlinx mbang〕	薄苔〔báo tāi〕
08－170	爱林拿〔ngawhlinx na〕	厚苔〔hòu tāi〕
08－171	爱林笋〔ngawhlinx roz〕	燥苔〔zào tāi〕
08－172	爱林润〔ngawhlinx nyinh〕	润苔〔rùn tāi〕
08－173	爱林挪〔ngawhlinx nwk〕	腻苔〔nì tāi〕
08－174	爱林挠〔ngawhlinx naeuh〕	腐苔〔fǔ tāi〕
08－175	爱林剥〔ngawhlinx bok〕	剥落苔〔bō luò tāi〕
08－176	色爱林〔saek ngawhlinx〕	苔色〔tāi sè〕
08－177	爱林豪〔ngawhlinx hau〕	白苔〔bái tāi〕
08－178	爱林显〔ngawhlinx henj〕	黄苔〔huáng tāi〕
08－179	爱林朦吩〔ngawhlinx mongfonx〕	灰黑苔〔huī hēi tāi〕
08－180	爱林朦〔ngawhlinx mong〕	灰苔〔huī tāi〕
08－181	林吩〔linx fonx〕	黑苔〔hēi tāi〕
08－182	锐哩雅病〔yawj rib yw bingh〕	壮医甲诊〔zhuàng yī jiǎ zhěn〕
08－183	色哩〔saekrib〕	甲色〔jiǎ sè〕
08－184	色哩正常〔saekrib cingqciengz〕	正常甲色〔zhèng cháng jiǎ sè〕
08－185	哩吩〔ribfonx〕	甲色晦暗〔jiǎ sè huì àn〕
08－186	哩红佛〔rib hoengzfwg〕	甲色鲜红〔jiǎ sè xiān hóng〕

续表

编码	壮名〔壮文〕	中文名〔汉语拼音〕
08－187	哩红嘞〔rib hoengz lwed〕	甲色绛红〔jiǎ sè jiàng hóng〕
08－188	哩红吩〔rib hoengz fonx〕	甲色深红〔jiǎ sè shēn hóng〕
08－189	色哩协偶〔saekrib heuaeuj〕	甲色青紫〔jiǎ sè qīng zǐ〕
08－190	色哩偶吩〔saekrib aeujfonx〕	甲色紫黑〔jiǎ sè zǐ hēi〕
08－191	哩豪朦〔rib haumon〕	甲色淡白〔jiǎ sè dàn bái〕
08－192	哩豪息〔rib hausaep〕	甲色苍白〔jiǎ sè cāng bái〕
08－193	色哩显〔saekrib henj〕	甲色黄〔jiǎ sè huáng〕
08－194	哩咪典豪〔rib miz diemj hau〕	甲床白点〔jiǎ chuáng bái diǎn〕
08－195	哩来豪〔rib raizhau〕	甲床白斑〔jiǎ chuáng bái bān〕
08－196	哩咪典吩〔rib miz diemj fonx〕	甲床黑点〔jiǎ chuáng hēi diǎn〕
08－197	哩建程度〔rib geng cingzdoh〕	甲质〔jiǎ zhì〕
08－198	哩文〔rib'unq〕	甲软〔jiǎ ruǎn〕
08－199	哩衣儿〔rib iqet〕	甲体细小〔jiǎ tǐ xì xiǎo〕
08－200	哩讽那〔ribfwngz na〕	指甲增厚〔zhǐ jiǎ zēng hòu〕
08－201	哩讽模夺不平〔ribfwngz mboep doed mbouj bingz〕	指甲凹凸不平〔zhǐ jiǎ āo tū bù píng〕
08－202	案乱角哩〔aen ndwen goek rib〕	月痕〔yuè hén〕
08－203	案乱角哩哄来〔aen ndwen goek rib hung lai〕	月痕暴露太多〔yuè hén bào lù tài duō〕
08－204	案乱角哩衣来〔aen ndwen goek rib iq lai〕	月痕暴露太少〔yuè hén bào lù tài shǎo〕
08－205	案乱角哩缩水〔aen ndwen goek rib ndup caez〕	月痕全无〔yuè hén quán wú〕
08－206	闲哩〔henz rib〕	甲襞〔jiǎ bì〕
08－207	闲哩变色〔henz rib bienq saek〕	甲襞颜色异常〔jiǎ bì yán sè yì cháng〕
08－208	哩管从〔ribgonjcoeng〕	葱管甲〔cōng guǎn jiǎ〕
08－209	哩巧蒜〔ribgyaeujsuenq〕	蒜头甲〔suàn tóu jiǎ〕
08－210	哩让啊〔ribrangzoiq〕	竹笋甲〔zhú sǔn jiǎ〕
08－211	哩甲把〔ribgyaepbya〕	鱼鳞甲〔yú lín jiǎ〕
08－212	锐哩讽雅病〔yawj ribfwngz yw bingh〕	壮医指诊〔zhuàng yī zhǐ zhěn〕
08－213	勒讽豪〔lwgfwngzhau〕	指白色〔zhǐ bái sè〕

续表

编码	壮名［壮文］	中文名［汉语拼音］
08－214	勒讽显［lwgfwngzhenj］	指黄色［zhǐ huáng sè］
08－215	勒讽红［lwgfwngzhoengz］	指红色［zhǐ hóng sè］
08－216	勒讽协偶［lwgfwngz heuaeuj］	指青紫色［zhǐ qīng zǐ sè］
08－217	勒讽吩［lwgfwngzfonx］	指黑色［zhǐ hēi sè］
08－218	哩讽吩米科［ribfwngz miz gumz］	指腹下陷［zhǐ fù xià xiàn］
08－219	指头红肿［gyaeujfwngz foeghoengz］	指头红肿［zhǐ tóu hóng zhǒng］
08－220	手指弯曲［lwgfwngz goz］	手指弯曲［shǒu zhǐ wān qū］
08－221	手指强直［lwgfwngz gengsoh］	手指强直［shǒu zhǐ qiáng zhí］
08－222	手指屈伸不利 ［lwgfwngz ut iet mbouj bienh］	手指屈伸不利［shǒu zhǐ qū shēn bú lì］
08－223	手指末端如杵［gyaeujfwngzsoem］	手指末端如杵［shǒu zhǐ mò duān rú chǔ］
08－224	手指肌肉萎废不用 ［lwgfwngz noh dairoz］	手指肌肉萎废不用 ［shǒu zhǐ jī ròu wěi fèi bú yòng］
08－225	锐叻雅病［yawj rwz yw bingh］	壮医耳诊［zhuàng yī ěr zhěn］
08－226	派叻发凉［byairwz fatliengz］	耳尖发凉［ěr jiān fā liáng］
08－227	派叻潮红［byairwz cauzhoengz］	耳尖潮红［ěr jiān cháo hóng］
08－228	派叻色暗［byairwz saekamq］	耳尖色暗［ěr jiān sè àn］
08－229	发叻豪卅［fajrwz hausaep］	耳郭苍白［ěr guō cāng bái］
08－230	发叻色朦［fajrwz saekmon］	耳郭色淡［ěr guō sè dàn］
08－231	发叻潮红［fajrwz cauzhoengz］	耳郭潮红［ěr guō cháo hóng］
08－232	个叻发凉［goekrwz fatliengz］	耳根发凉［ěr gēn fā liáng］
08－233	叮呕医病［dingqaeu yw bingh］	壮医闻诊［zhuàng yī wén zhěn］
08－234	叮嗯邪［dingq oksing］	闻发声［wén fā shēng］
08－235	叮罡话［dingq gangjvah］	闻语言［wén yǔ yán］
08－236	叮盯嘿［dingq diemheiq］	闻呼吸［wén hū xī］
08－237	叮埃［dingq sing ae］	闻咳嗽［wén ké sòu］
08－238	叮鹿［dingq rueg］	闻呕吐［wén ǒu tù］
08－239	叮沙呃［dingq saekhwk］	闻呃逆［wén è nì］
08－240	叮嘿唉［dingq heiqae］	闻嗳气［wén ài qì］
08－241	叮嗒嘿［dingq danqheiq］	闻叹息［wén tàn xī］

续表

编码	壮名［壮文］	中文名［汉语拼音］
08－242	叮颔揪［dingq haetcwi］	闻喷嚏［wén pēn tì］
08－243	叮啊咙［dingq hajrumz］	闻呵欠［wén hē qiàn］
08－244	叮虽养［dingq saej yiengj］	闻肠鸣［wén cháng míng］
08－245	虽养［saej yiengj］	肠鸣［cháng míng］
08－246	声哑［singhep］	声音嘶哑［shēng yīn sī yǎ］
08－247	音失［yaemsaet］	失音［shī yīn］
08－248	讲［gyangz］	呻吟［shēn yín］
08－249	谵语［vahmoengx］	谵语［zhān yǔ］
08－250	罡港花［gag gangjvah］	独语［dú yǔ］
08－251	狂语［vahguengz］	狂语［kuáng yǔ］
08－252	唉澳拍［ae'ngaebbak］	喘［chuǎn］/哮喘［xiào chuǎn］/喘息［chuǎn xī］
08－253	哈催［haebgyawh］	哮喘［xiào chuǎn］/哮［xiào］
08－254	叮嘿钬［diemheiq hoj］	呼吸困难［hū xī kùn nán］
08－255	叮嘿典紧［diemheiq dinjdet］	呼吸短促［hū xī duǎn cù］
08－256	阿吧擎旁巴［ajbak giengz bangzmbaq］	张口抬肩［zhāng kǒu tái jiān］
08－257	吧囊动［bakndaeng doengh］	鼻翼煽动［bí yì shān dòng］
08－258	鸣笛样声音［sing ci dig］	鸣笛样声音［míng dí yàng shēng yīn］
08－259	埃病［ae］	咳嗽［ké sòu］
08－260	咳声重浊［sing'ae conwt］	咳声重浊［ké shēng zhòng zhuó］
08－261	咳声不扬［sing'ae naek］	咳声不扬［ké shēng bù yáng］
08－262	咳声清脆［sing'ae sep］	咳声清脆［ké shēng qīng cuì］
08－263	咳声低微［sing'ae daemqiq］	咳声低微［ké shēng dī wēi］
08－264	干咳阵作［aehoengq］	干咳阵作［gān ké zhèn zuò］
08－265	鹿［rueg］	呕吐［ǒu tù］
08－266	鹿相偭［rueg siengqmenh］	吐势徐缓［tù shì xú huǎn］
08－267	鹿相狠［rueg siengqhaenq］	吐势猛烈［tù shì měng liè］
08－268	哈肯罕鹿［haet gwn haemh rueg］	朝食暮吐［zhāo shí mù tù］
08－269	罕肯哈鹿［haemh gwn haet rueg］	暮食朝吐［mù shí zhāo tù］
08－270	沙呃［saekwk］	呃逆［è nì］

续表

编码	壮名［壮文］	中文名［汉语拼音］
08－271	咪胴嘘［miz dungx heiq］	胃气上逆［wèi qì shàng nì］
08－272	呃［wij］	嗳气［ài qì］
08－273	啖嘿［danqheiq］	叹息［tàn xī］
08－274	倩谋［gyaenmou］	鼻鼾［bí hān］
08－275	哈罪［haetcwi］	喷嚏［pēn tì］
08－276	阿咙［hajrumz］	呵欠［hē qiàn］
08－277	嘿吧［heiqbak］	口气［kǒu qì］
08－278	吧后［bakhaeu］	口臭［kǒu chòu］
08－279	嘿吧后孙［heiqbak haeusoemj］	口气酸臭［kǒu qì suān chòu］
08－280	嘿吧后澳［heiqbak haeungauq］	口气臭秽［kǒu qì chòu huì］
08－281	嘿吧后恼［heiqbak haeunaeuh］	口气腐臭［kǒu qì fǔ chòu］
08－282	嘿囊［heiqndaeng］	鼻气［bí qì］
08－283	木哩［mug rih］	鼻渊［bí yuān］
08－284	嘿朗［heiqndang］	体气［tǐ qì］
08－285	后严麻［haeunyaenma］	狐臭［hú chòu］
08－286	后泼［haeubox］	腥膻气味［xīng shān qì wèi］
08－287	后嘿［haeuheiq］	排出物气味［pái chū wù qì wèi］
08－288	后嗨［haeuhaex］	大便臭秽［dà biàn chòu huì］
08－289	白带后澳［bwzdai haeungauq］	带下臭秽［dài xià chòu huì］
08－290	白带后腥［bwzdai haeusing］	带下味腥［dài xià wèi xīng］
08－291	白带变色［bwzdai bienqsaek］	带下颜色异常［dài xià yán sè yì cháng］
08－292	生勒夸愣喔喃后澳 ［senglwg gvaqlaeng ok raemx haeungauq］	恶露臭秽［è lù chòu huì］
08－293	卅病［cam bingh］	壮医询诊［zhuàng yī xún zhěn］
08－294	病头号［bingh daeuzhauh］	主症［zhǔ zhèng］
08－295	病搬灵［bingh buenxriengz］	伴随症［bàn suí zhèng］
08－296	发病绸雅病经过 ［fatbingh caeuq ywbingh ginggvaq］	发病和治疗经过 ［fā bìng hé zhì liáo jīng guò］
08－297	一般情况［itbuen cingzgvang］	一般情况［yī bān qíng kuàng］
08－298	诺坛劳腻［nohndat lau nit］	寒热［hán rè］

续表

编码	壮名［壮文］	中文名［汉语拼音］
08－299	汗/优平［hanh］	汗［hàn］/盗汗［dào hàn］/汗症［hàn zhèng］
08－300	尹［in］	疼痛［téng tòng］
08－301	塄尹［raeng in］	胀痛［zhàng tòng］
08－302	竦尹［coeg in］	刺痛［cì tòng］
08－303	尹恁［in nit］	冷痛［lěng tòng］
08－304	尹蛮［in manh］	灼痛［zhuó tòng］
08－305	尹永［in nyumj］	隐痛［yǐn tòng］
08－306	尹蟹［in naek］	重痛［zhòng tòng］
08－307	尹脲［in niuj］	绞痛［jiǎo tòng］
08－308	天部尹疼［mbwnbouh indot］	天部疼痛［tiān bù téng tòng］
08－309	人部尹疼［vunzbouh indot］	人部疼痛［rén bù téng tòng］
08－310	地部尹疼［deihbouh indot］	地部疼痛［dì bù téng tòng］
08－311	哏断习惯［gwndonq sibgvenq］	饮食口味［yǐn shí kǒu wèi］
08－312	吧呵［bakhawq］	口渴［kǒu kě］
08－313	吧孬呵［bak mbouj hawq］	口不渴［kǒu bù kě］
08－314	吧呵想哏［bakhawq siengj gwn raemx］	口渴欲饮［kǒu kě yù yǐn］
08－315	讷哏［ngahgwn］	食欲［shí yù］
08－316	哏己睐［gwn geijlai］	食量［shí liàng］
08－317	不爱哏［mbouj ngahgwn］	食欲减退［shí yù jiǎn tuì］
08－318	孬想哏［mbwqgwn (mbouj siengj gwn)］	厌食［yàn shí］
08－319	意幽［haex nyouh］	二便［èr biàn］
08－320	阿意桶［okhaexndongj］	便秘［biàn mì］
08－321	白冻［baedungx］	泄泻［xiè xiè］/腹泻［fù xiè］/肠炎［cháng yán］
08－322	幽睐内不正常［nyouh lainoix mbouj cingqciengz］	尿量异常［niào liàng yì cháng］
08－323	幽睐［nyouh lai］	尿量增多［niào liàng zēng duō］
08－324	幽内［nyouh noix］	尿量减少［niào liàng jiǎn shǎo］

续表

编码	壮名［壮文］	中文名［汉语拼音］
08－325	喔幽倍数不正常 ［oknyouh baez soq mbouj cingqciengz］	尿次异常［niào cì yì cháng］
08－326	幽卡/肉卡［nyouh gaz］	癃闭［lóng bì］
08－327	喔幽咯因不正常 ［ok nyouh roxnyinh mbouj cingqciengz］	排尿感异常［pái niào gǎn yì cháng］
08－328	幽峦［nyouh lon］	余沥不尽［yú lì bú jìn］
08－329	幽穿［nyouhconh］	遗尿［yí niào］
08－330	年［ninz］	睡眠［shuì mián］
08－331	年闹得/年闹诺［ninz nauq ndaek］	失眠［shī mián］
08－332	爱年［ngahninz］	嗜睡［shì shuì］
08－333	专科情况［conhgoh cingzgvang］	专科情况［zhuān kē qíng kuàng］
08－334	一般项目［itbuen hanghmoeg］	一般项目［yī bān xiàng mù］
08－335	卟病港［bouxbingh gangj］	主诉［zhǔ sù］
08－336	贫病经过［baenzbingh ginggvaq］	现病史［xiàn bìng shǐ］
08－337	发病情况［fatbingh cingzgvang］	起病情况［qǐ bìng qíng kuàng］
08－338	病变经过［binghbienq ginggvaq］	病变过程［bìng biàn guò chéng］
08－339	现在症状［seizneix cwngcang］	现在症状［xiàn zài zhèng zhuàng］
08－340	病同倍［bingh doenghbaez］	远病史［yuǎn bìng shǐ］
08－341	同倍得病情况 ［doenghbaez ndangdaej cingzgvang］	既往健康情况 ［jì wǎng jiàn kāng qíng kuàng］
08－342	同倍贫病情况 ［doenghbaez baenzbingh cingzgvang］	既往患病情况 ［jì wǎng huàn bìng qíng kuàng］
08－343	本文经历［bonjvunz ginglig］	个人生活史［gè rén shēng huó shǐ］
08－344	内兰米病情况 ［ndawranz miz bingh cingzgvang］	家族病史［jiā zú bìng shǐ］
08－345	兰奔［ranzbaenq］	头晕［tóu yūn］/眩晕［xuàn yūn］/ 高血压眩晕［gāo xuè yā xuàn yūn］
08－346	叻哄［rwzhongz］	耳鸣［ěr míng］
08－347	叻拵［rwznuk］	耳聋［ěr lóng］
08－348	叻拵冇［rwz nuk mbaeu］	重听［chóng tīng］

续表

编码	壮名〔壮文〕	中文名〔汉语拼音〕
08—349	嗒晗〔dahumz〕	目痒〔mù yǎng〕
08—350	嗒尹〔dain〕	目痛〔mù tòng〕
08—351	嗒睐〔daraiz〕	目眩〔mù xuàn〕
08—352	嗒昏〔da'ngunh〕	目昏〔mù hūn〕
08—353	嗒防给〔dafangzgaeq〕	雀盲〔què máng〕
08—354	嗒留〔daliuq〕	歧视〔qí shì〕
08—355	垩焖〔aekmoen〕	胸闷〔xiōng mèn〕
08—356	胸痞〔aekoem〕	胸痞〔xiōng pǐ〕
08—357	心头跳〔simdaeuzdiuq〕	心悸〔xīn jì〕
08—358	心慌〔simvueng〕	惊悸〔jīng jì〕/怔仲〔zhèng chōng〕
08—359	立胴浪〔rikdungxraeng〕	胁胀〔xié zhàng〕
08—360	胴浪〔dungxraeng〕/权垩〔genxaek〕	脘痞〔wǎn pǐ〕
08—361	胴浪〔dungxraeng〕	腹胀〔fù zhàng〕/食滞肠道〔shí zhì cháng dào〕/食欲不振〔shí yù bú zhèn〕
08—362	又嘿〔youheiq〕	焦虑〔jiāo lǜ〕
08—363	的劳〔dwglau〕	恐惧〔kǒng jù〕
08—364	委哟/萎哟〔viznyoj〕	阳痿〔yáng wěi〕
08—365	委杆〔vizgaenz〕	阳强〔yáng qiáng〕
08—366	漏累〔laeuhrae〕	遗精〔yí jīng〕
08—367	呀估周喔累〔yaek guh couh ok rae〕	早泄〔zǎo xiè〕
08—368	德色〔dawzsaeg〕	月经〔yuè jīng〕
08—369	德色合期〔dawzsaeg hopgeiz〕	月经周期〔yuè jīng zhōu qī〕
08—370	德色呃数〔dawzsaeg ngoenzsoq〕	行经天数〔xíng jīng tiān shù〕
08—371	德色来内〔dawzsaeg lainoix〕	月经量〔yuè jīng liàng〕
08—372	德色颜色〔dawzsaeg yienzsaek〕	月经颜色〔yuè jīng yán sè〕
08—373	德色性质〔dawzsaeg singqcaet〕	月经性质〔yuè jīng xìng zhì〕
08—374	京瑟〔gingsaek〕	闭经〔bì jīng〕
08—375	德色胴尹〔dawzsaeg dungxin〕	行经腹痛〔xíng jīng fù tòng〕
08—376	德色辈台一〔dawzsaeg baez daih'it〕	初潮〔chū cháo〕
08—377	经断〔gingduenh〕	绝经〔jué jīng〕

续表

编码	壮名［壮文］	中文名［汉语拼音］
08-378	德色斗贯［dawzsaeg daeujgonq］	月经先期［yuè jīng xiān qī］
08-379	德色斗浪［dawzsaeg daeujlaeng］	月经后期［yuè jīng hòu qī］
08-380	经尹［ging'in］	痛经［tòng jīng］
08-381	隆白呆［roengz begdai］	带下［dài xià］/白带多［bái dài duō］
08-382	论么医病［lumh maeg yw bingh］	壮医按诊［zhuàng yī àn zhěn］
08-383	切按脉搏［gaem gen lumh maeg］	切按脉搏［qiē àn mài bó］
08-384	触按病体［fwngz lumh bouxbingh］	触按病体［chù àn bìng tǐ］
08-385	单手三指四肢脉诊法［fwngz ndeu sam lwgfwngz seiqguengq lumh maeg banhfap］	单手三指四肢脉诊法［dān shǒu sān zhǐ sì zhī mài zhěn fǎ］
08-386	呕勒讽把脉［aeu lwgfwngz bajmaeg］	布指［bù zhǐ］
08-387	喇脉［ra maeg］	寻脉［xún mài］
08-388	论论脉［lumh maeg］	按脉［àn mài］
08-389	脉派正常派［maeg byaij cingqciengz］	正常脉象［zhèng cháng mài xiàng］
08-390	脉紧紧［maeggaenj］	急脉［jí mài］
08-391	脉面面［maegmenh］	慢脉［màn mài］
08-392	脉洪［maeghung］	大脉［dà mài］
08-393	脉宏衣［maeg'iq］	小脉［xiǎo mài］
08-394	脉肯肯［maeggwnz］	上脉［shàng mài］
08-395	脉拉辣［maeglaj］	下脉［xià mài］
08-396	脉噂［maeggyoet］	冷脉［lěng mài］
08-397	脉坛坛［maegndat］	热脉［rè mài］
08-398	辗合妖［naenx hoziu］	按头颈［àn tóu jǐng］/按颈部［àn jǐng bù］
08-399	辗恩巧［naenx aen'gyaeuj］	按头部［àn tóu bù］
08-400	达莫拖［da'mboet］	瘿肿［yǐng zhǒng］
08-401	恩勃内诺［aenfoeg ndaw noh］	肉瘤［ròu liú］
08-402	恩勃内云［aenfoeg ndaw nyinz］	筋瘤［jīn liú］
08-403	恩勃内嘞［aenfoeg ndaw lwed］	血瘤［xuè liú］
08-404	恩勃内合总［aenfoeg ndaw hozgyongx］	气瘤［qì liú］
08-405	恩勃内骆［aenfoeg ndaw ndok］	骨瘤［gǔ liú］
08-406	活大［hot ga］	结节［jié jié］

续表

编码	壮名 [壮文]	中文名 [汉语拼音]
08-407	呗奴 [baeznou]	瘰疬 [luǒ lì]
08-408	辗垩些 [naenx aeksej]	按胸胁 [àn xiōng xié]
08-409	辗垩 [naenx aek]	按胸部 [àn xiōng bù]
08-410	辗骆些 [naenx ndoksej]	按胁部 [àn xié bù]
08-411	辗胴垩 [naenx dungxaek]	按脘腹 [àn wǎn fù]
08-412	胴垩噂坛 [dungxaek gyoet ndat]	脘腹凉热 [wǎn fù liáng rè]
08-413	胴浪胴常 [dungxraeng dungxcaengz]	脘腹胀满 [wǎn fù zhàng mǎn]
08-414	减垩胴常 [genxaek dungxcaengz]	脘腹痞满 [wǎn fù pǐ mǎn]
08-415	浪常 [raengcaengz]	臌胀 [gǔ zhàng]
08-416	妇女拉胴贫勃 [mehmbwk laj dungx baenz foeg]	积聚癥瘕 [jī jù zhēng jiǎ]
08-417	辗能胴 [naenx naengdungx]	按肌腹 [àn jī fù]
08-418	锐胴雅病 [yawj dungx yw bingh]	壮医腹诊 [zhuàng yī fù zhěn]
08-419	姓农锐胴雅病 [singq Nungz yawj dungx yw bingh]	农氏腹诊法 [nóng shì fù zhěn fǎ]
08-420	壮医查病 [Ywcuengh caz bingh]	壮医探诊 [zhuàng yī tàn zhěn]
08-421	查病贫痧 [caz bingh baenzsa]	痧病探诊 [shā bìng tàn zhěn]
08-422	查病叮相 [caz bingh dengsieng]	跌打探诊 [diē dǎ tàn zhěn]
08-423	查病呃嘟 [caz bingh ngoenzlaeng]	预后探诊 [yù hòu tàn zhěn]
08-424	锐内罗反应雅病 [yawj ndaw rog fanjying yw bingh]	壮医表里反应诊法 [zhuàng yī biǎo lǐ fǎn yìng zhěn fǎ]
08-425	吧吋 [bakcwt]	口淡 [kǒu dàn]
08-426	吧啥 [bakhaemz]	口苦 [kǒu kǔ]
08-427	吧脘 [bakvan]	口甜 [kǒu tián]
08-428	吧森 [baksoemj]	口酸 [kǒu suān]
08-429	吧噔 [bakndaengq]	口咸 [kǒu xián]
08-430	吧嘛 [bakmaz]	口麻 [kǒu má]
08-431	幽咛 [nyouhnding]	小便赤黄 [xiǎo biàn chì huáng]
08-432	幽堆 [nyouhdeih]	小便频数 [xiǎo biàn pín shù]
08-433	幽涩 [nyouhsep]	小便涩痛 [xiǎo biàn sè tòng]

续表

编码	壮名［壮文］	中文名［汉语拼音］
08－434	幽咚［nyouhdoengq］	小便浑浊［xiǎo biàn hún zhuó］
08－435	幽俩［nyouhrengz］	小便淋漓［xiǎo biàn lín lí］
08－436	幽哩［nyouhrih］	小便失禁［xiǎo biàn shī jìn］
08－437	幽扭/肉扭［nyouhniuj］	淋证［lín zhèng］/湿热淋［shī rè lín］/膀胱结石［páng guāng jié shí］/淋浊［lín zhuó］/砂淋［shā lín］/小便不畅［xiǎo biàn bú chàng］/尿路感染［niào lù gǎn rǎn］
08－438	血精［lwed cing］	血精［xuè jīng］
08－439	精冷［cing gyoet］	精冷［jīng lěng］
08－440	降讽降叮坛［gyang fwngz gyang din ndat］	手足心热［shǒu zú xīn rè］
08－441	叮讽噱［din fwngz gyoet］	手足厥冷［shǒu zú jué lěng］
08－442	证［cwng］	证［zhèng］
08－443	证候［cwnghou］	证候［zhèng hòu］
08－444	证噱［cwnggyoet］	寒证［hán zhèng］
08－445	证坛［cwngndat］	热证［rè zhèng］
08－446	证虚［cwnghaw］	虚证［xū zhèng］
08－447	证实［cwngsaed］	实证［shí zhèng］
08－448	阳证［yiengzcwng］	阳证［yáng zhèng］
08－449	阴证［yaemcwng］	阴证［yīn zhèng］
08－450	阳虚证［yiengzhaw cwng］	阳虚证［yáng xū zhèng］
08－451	阴虚证［yaemhaw cwng］	阴虚证［yīn xū zhèng］
08－452	嘞色证［lwedsaek cwng］	血瘀证［xuè yū zhèng］

09 【治则治法】[Ywbingh yenzcwz caeuq fuengfap]

编码	壮名 [壮文]	中文名 [汉语拼音]
09—001	调嘿/调嘘 [diuzheiq]	调气 [tiáo qì]
09—002	解毒 [gaijdoeg]	解毒 [jiě dú]
09—003	补嘿/补嘘 [boujhaw]	补虚 [bǔ xū] /补气虚 [bǔ qì xū]
09—004	清笃坛 [cing doegndat]	清热毒 [qīng rè dú]
09—005	散毒腻 [sanq doegnit]	散寒毒 [sàn hán dú]
09—006	除笃霉 [cawz doegmbaeq]	除湿毒 [chú shī dú]
09—007	润笃扫 [nyinh doegsauj]	润燥毒 [rùn zào dú]
09—008	解笃 [gej doeg]	化瘀毒 [huà yū dú]
09—009	排笃咙 [baiz doegrumz]	祛风毒 [qū fēng dú]
09—010	解笃瘴 [gaij doegcieng]	解瘴毒 [jiě zhàng dú]
09—011	解笃降 [gaij doeggyangq]	解蛊毒 [jiě gǔ dú]
09—012	温补 [unqbouj]	温补 [wēn bǔ]
09—013	补阳虚 [bouj yiengzhaw]	补阳虚 [bǔ yáng xū]
09—014	补阴虚 [bouj yaemhaw]	补阴虚 [bǔ yīn xū]
09—015	补嘞嘿/补嘞嘘 [bouj lwedhaw]	补血虚 [bǔ xuè xū]
09—016	补心 [boujsim]	补心 [bǔ xīn]
09—017	补咪笨 [bouj mehbwt]	补肺 [bǔ fèi]
09—018	补咪隆 [bouj mehlumz]	补脾 [bǔ pí]
09—019	补咪腰 [bouj mehmak]	补肾 [bǔ shèn]
09—020	补咪瞪 [bouj mehdaep]	补肝 [bǔ gān]
09—021	通嘿嘞 [doeng heiqlwed]	通气血 [bǔ qì xuè]
09—022	通壬啰 [doeng roenloh]	通道路 [tōng dào lù]
09—023	通调啰垄 [doengdiuz lohlungz]	通调龙路 [tōng tiáo lóng lù]
09—024	通调啰虎 [doengdiuz lohhuj]	通调火路 [tōng tiáo huǒ lù]
09—025	通调条啰嘿 [doengdiuz roenheiq]	通调气道 [tōng tiáo qì dào]
09—026	通调条根埃 [doengdiuz roenhaeux]	通调谷道 [tōng tiáo gǔ dào]
09—027	通调条啰林 [doengdiuz roenraemx]	通调水道 [tōng tiáo shuǐ dào]
09—028	卡暖 [gaj non]	杀虫 [shā chóng]
09—029	消食 [siuswg]	化食积 [huà shí jī]

续表

编码	壮名［壮文］	中文名［汉语拼音］
09－030	雅唉［yw ae］	止咳嗽［zhǐ ké sòu］
09－031	保勒内胴［bauj lwg ndaw dungx］	安胎气［ān tāi qì］
09－032	治指［ci cij］	催乳［cuī rǔ］
09－033	灌虽法［guenqsaejfap］	灌肠法［guàn cháng fǎ］
09－034	手术雅病［soujsuz yw bingh］	手术疗法［shǒu shù liáo fǎ］
09－035	针肥雅病［cim feiz yw bingh］	火针疗法［huǒ zhēn liáo fǎ］
09－036	针灸［cimgiuj］	针灸针［zhēn jiǔ zhēn］
09－037	针三琳［cimsamlimj］	三棱针［sān léng zhēn］
09－038	针也布［cimnyibbuh］	缝衣针［féng yī zhēn］
09－039	相油桐［seng youzdoengz］	生桐油［shēng tóng yóu］
09－040	针挑医病［cim deu yw bingh］	壮医针挑疗法［zhuàng yī zhēn tiāo liáo fǎ］
09－041	眠卦雅病［meng gvej yw bingh］	壮医陶针疗法［zhuàng yī táo zhēn liáo fǎ］
09－042	针灸麝香雅病 ［cimgiuj seyangh yw bingh］	壮医麝香针疗法［zhuàng yī shè xiāng zhēn liáo fǎ］/麝针疗法［shè zhēn liáo fǎ］
09－043	佣针色能雅病 ［yungh cim saek naeng yw bingh］	壮医皮肤针疗法 ［zhuàng yī pí fū zhēn liáo fǎ］
09－044	针油雅病［cim youz yw bingh］	壮医油针疗法［zhuàng yī yóu zhēn liáo fǎ］
09－045	色嘞雅病［saek lwed yw bingh］	壮医刺血疗法［zhuàng yī cì xuè liáo fǎ］
09－046	针神雅病［cim saenz yw bingh］	壮医神针疗法［zhuàng yī shén zhēn liáo fǎ］
09－047	线点灸雅病［senq denj giuj yw bingh］	壮医药线点灸疗法 ［zhuàng yī yào xiàn diǎn jiǔ liáo fǎ］
09－048	美浪麻坛碰得雅病 ［meizlangmax ndat bongxdwk yw bingh fap］	壮医四方木热叩疗法 ［zhuàng yī sì fāng mù rè kòu liáo fǎ］
09－049	眉白针灸不佣雅雅病［maefaiq cimgiuj mbouj yungh yw yw bingh］	壮医无药棉纱灸疗法 ［zhuàng yī wú yào mián shā jiǔ liáo fǎ］
09－050	喃肥玻针灸雅病 ［raemx feiz boq cimgiuj yw bingh］	壮医水火吹灸疗法 ［zhuàng yī shuǐ huǒ chuī jiǔ liáo fǎ］
09－051	灯草针灸雅病 ［daengcauj cimgiuj yw bingh］	壮医灯草灸疗法 ［zhuàng yī dēng cǎo jiǔ liáo fǎ］

续表

编码	壮名［壮文］	中文名［汉语拼音］
09－052	灯花针灸雅病 ［daeng'va cimgiuj yw bingh］	壮医灯花灸疗法［zhuàng yī dēng huā jiǔ liáo fǎ］
09－053	打灯草雅病［daj daengcauj yw bingh］	壮医打灯草疗法［zhuàng yī dǎ dēng cǎo liáo fǎ］
09－054	明灯灸疗法［mingz dwnghgiuj liuzfaz］	明灯灸疗法［míng dēng jiǔ liáo fǎ］
09－055	阴灯灸疗法［yinh dwnghgiuj liuzfaz］	阴灯灸疗法［yīn dēng jiǔ liáo fǎ］
09－056	肥攻雅病［feiz gung yw bingh］	壮医火攻疗法［zhuàng yī huǒ gōng liáo fǎ］
09－057	艾灸雅病［ai giuj yw bingh］	壮医艾灸疗法［zhuàng yī ài jiǔ liáo fǎ］
09－058	香灸雅病［yangh giuj yw bingh］	壮医香灸疗法［zhuàng yī xiāng jiǔ liáo fǎ］
09－059	艾炷灸［ai cu giuj］	艾炷灸［ài zhù jiǔ］
09－060	艾卷灸［ai genj giuj］	艾卷灸［ài juǎn jiǔ］
09－061	温村针灸［unqswnh cimgiuj］	温和灸［wēn hé jiǔ］
09－062	针灸回转［cimgiuj hoiz cienj］	回旋灸［huí xuán jiǔ］
09－063	针灸耸夺［cimgiuj roeg dot］	雀啄灸［què zhuó jiǔ］
09－064	针灸辗实［cimgiuj naenxsaed］	实按灸［shí àn jiǔ］
09－065	针灸保健［cimgiuj baujgen］	保健灸［bǎo jiàn jiǔ］
09－066	奴朗雅发痧［nu ndang yw fatsa］	壮医刮痧疗法［zhuàng yī guā shā liáo fǎ］
09－067	囊雅孪文［naengj yw roemz vunz］	壮医药物熏蒸疗法 ［zhuàng yī yào wù xūn zhēng liáo fǎ］
09－068	呕雅孪岁［aeu yw roemz swiq］	壮医药物熏洗疗法 ［zhuàng yī yào wù xūn xǐ liáo fǎ］
09－069	焕孪雅病［oenq roemz yw bingh］	烟火熏法［yān huǒ xūn fǎ］
09－070	囊雅嘿坛孪病 ［naengj yw heiqndat roemz bingh］	蒸气熏法［zhēng qì xūn fǎ］
09－071	孪岁恩朗［roemz swiq aen ndang］	全身熏洗法［quán shēn xūn xǐ fǎ］
09－072	孪岁叮讽［roemz swiq din fwngz］	手足熏洗法［shǒu zú xūn xǐ fǎ］
09－073	孪岁恩巧恩哪 ［roemz swiq aen gyaeuj aen naj］	头面熏洗法［tóu miàn xūn xǐ fǎ］
09－074	喃雅渗朗［raemxyw caemx ndang］	坐浴法［zuò yù fǎ］
09－075	肯朗辣雅［gwnzndang raek yw］	壮医佩药疗法［zhuàng yī pèi yào liáo fǎ］

续表

编码	壮名［壮文］	中文名［汉语拼音］
09－076	恩堆辣雅［aen daeh raek yw］	香药袋［xiāng yào dài］
09－077	辣堆雅搂胴［raek daehyw raeuj dungx］	温脾兜［wēn pí dōu］
09－078	恩球海勒达青［aen giuz hawj lwgda cingh］	明目球［míng mù qiú］
09－079	辣堆雅消食［raek daehyw siuswg］	消食香袋［xiāo shí xiāng dài］
09－080	辣堆雅防病拉［raek daehyw fuengz binghlah］	避疫袋［bì yì dài］
09－081	邦雅雅病［baeng yw yw bingh］	壮医敷贴疗法［zhuàng yī fū tiē liáo fǎ］
09－082	掰咯邦雅［baihrog baeng yw］	药物外敷法［yào wù wài fū fǎ］
09－083	穴位邦雅［hezvei baeng yw］	穴位贴药法［xué wèi tiē yào fǎ］
09－084	雅膏药蓓邦又罗能［ywgau ywmba baeng youq rognaeng］	药膏药散外敷法［yào gāo yào sǎn wài fū fǎ］
09－085	点穴疗雅病［diemj hezvei yw bingh］	壮医点穴疗法［zhuàng yī diǎn xué liáo fǎ］
09－086	点法［diemj fap］	点法［diǎn fǎ］
09－087	辗法［naenx fap］	按法［àn fǎ］
09－088	碰法［bongx fap］	拍法［pāi fǎ］
09－089	掩法［nyaenj fap］	掐法［qiā fǎ］
09－090	特法［ndaek fap］	叩法［kòu fǎ］
09－091	突法［dub fap］	捶法［chuí fǎ］
09－092	扭转法［niujcienj fap］	旋转法［xuán zhuǎn fǎ］
09－093	灵随雅病［ringx gyaeq yw bingh］	壮医滚蛋疗法［zhuàng yī gǔn dàn liáo fǎ］
09－094	灵随坛［ringx gyaeqndat］	热滚法［rè gǔn fǎ］
09－095	灵随噂［ringx gyaeqgyoet］	冷滚法［lěng gǔn fǎ］
09－096	壮医药物竹罐疗法［mbokyw yw bingh fap］	壮医药物竹罐疗法［zhuàng yī yào wù zhú guàn liáo fǎ］
09－097	壮医浴足疗法［swiq din yw bingh fap］	壮医浴足疗法［zhuàng yī yù zú liáo fǎ］
09－098	壮医热熨疗法［ndat oemq yw bingh fap］	壮医热熨疗法［zhuàng yī rè yùn liáo fǎ］
09－099	壮医接骨术［ciepswnj ndokraek fap］	壮医接骨术［zhuàng yī jiē gǔ shù］
09－100	壮医按摩疗法［naenxrub yw bingh fap］	壮医按摩疗法［zhuàng yī àn mó liáo fǎ］
09－101	摩法［rubfap］	摩法［mó fǎ］

续表

编码	壮名［壮文］	中文名［汉语拼音］
09－102	推法［gaexfap］	推法［tuī fǎ］
09－103	掌推法［fajfwngz gaexfap］	掌推法［zhǎng tuī fǎ］
09－104	拳推法［gaemgienz gaexfap］	拳推法［quán tuī fǎ］
09－105	指推法［lwgfwngz gaexfap］	指推法［zhǐ tuī fǎ］
09－106	壮医经筋疗法［fap gaemh lumh megnyinz ywbingh Ywcuengh］	壮医经筋疗法［zhuàng yī jīng jīn liáo fǎ］
09－107	查病角［caz binghgoek］	查灶［chá zào］
09－108	雅病角［yw binghgoek］	消灶［xiāo zào］
09－109	经筋针刺［cim saek megyinz］	经筋针刺［jīng jīn zhēn cì］
09－110	经筋拔罐［gaep mbokfeiz yw megyinz］	经筋拔罐［jīng jīn bá guàn］
09－111	熏蒸治痧［roemz naengj yw fatsa］	熏蒸治痧［xūn zhēng zhì shā］
09－112	捏痧［nyaenj ndang yw fatsa］	捏痧［niē shā］
09－113	挑痧法［cim dik yw fatsa］	挑痧法［tiāo shā fǎ］
09－114	刮痧法［nu ndang yw fatsa］	刮痧法［guā shā fǎ］
09－115	割治法［gvej naeng yw fatsa］	割治法［gē zhì fǎ］
09－116	点痧法［diemj hezvei yw fatsa］	点痧法［diǎn shā fǎ］
09－117	绞痧法［niuj naengnoh yw fatsa］	绞痧法［jiǎo shā fǎ］
09－118	拖烫法［ringx yw ndat gvaq gwnzndang bae yw bingh］	拖烫法［tuō tàng fǎ］
09－119	拔罐法［gaep mbokfeiz yw bingh］	拔罐法［bá guàn fǎ］

10 【壮药】［Ywcuengh］

编码	壮名［壮文］	中文名［汉语拼音］
10－001	雅/约［yw］	药［yào］
10－002	道地药材［caensaed dwg yw］	道地药材［dào dì yào cái］
10－003	植物药［aeu doenghgo guh yw］	植物药［zhí wù yào］
10－004	动物药［aeu doenghduz guh yw］	动物药［dòng wù yào］
10－005	矿物药［aeu rin'gvangq guh yw］	矿物药［kuàng wù yào］
10－006	民族医药［minzcuz yihyoz］	民族医药［mín zú yī yào］

续表

编码	壮名［壮文］	中文名［汉语拼音］
10—007	雅妥/壮药［Ywcuengh］	壮药［zhuàng yào］
10—008	雅妥功能［ywdoj goengnaengz］	壮药性能［zhuàng yào xìng néng］
10—009	感雅［gap yw］	配伍［pèi wǔ］
10—010	配雅［boiq yw］	炮制［páo zhì］
10—011	挑［deu］	挑［tiāo］
10—012	拣［genj］	拣［jiǎn］
10—013	懂［ndoengj］	簸［bò］
10—014	浪［raeng］	筛［shāi］
10—015	决［gved］/奴［nu］	刮［guā］
10—016	刷［cat］	刷［shuā］
10—017	探［daem］	捣［dǎo］
10—018	碾［nienj］	碾［niǎn］
10—019	插［cab］	切铡［qiē zhá］
10—020	呕喃估［aeu raemx guh］	水制［shuǐ zhì］
10—021	岁［swiq］	洗［xǐ］
10—022	算［soen］	淋［lín］
10—023	车［ceh］	泡［pào］
10—024	润［nyinh］	润［rùn］
10—025	漂［biuq］	漂［piǎo］
10—026	驼喃［do raemx］	水飞［shuǐ fēi］
10—027	呕肥估［aeu feiz guh］	火制［huǒ zhì］
10—028	炒［ceuj］	炒［chǎo］
10—029	单独炒［dandog ceuj］	清炒［qīng chǎo］
10—030	炒限［ceuj henj］	炒黄［chǎo huáng］
10—031	炒炼［ceuj remj］	炒焦［chǎo jiāo］
10—032	炒吩［ceuj fonx］	炒炭［chǎo tàn］
10—033	抖启嗯炒［buenx gijwnq ceuj］	加辅料炒［jiā fǔ liào chǎo］
10—034	烫［dangq］	烫［tàng］
10—035	扛［gangq］	炙［zhì］
10—036	呕肥扛雅［aeu feiz gangq yw］	炮炙［páo zhì］

续表

编码	壮名［壮文］	中文名［汉语拼音］
10－037	撒［saz］	煨［wēi］
10－038	玲［ring］	烘焙［hōng bèi］
10－039	煮［cawj］	煮［zhǔ］
10－040	囊［naengj］	蒸［zhēng］
10－041	阿木发［oemqfat］	发酵［fā jiào］
10－042	磨［muh］	磨制［mó zhì］
10－043	恶［oep］	焖［mèn］
10－044	蓖做［mbaco］	粗末［cū mò］
10－045	雅性［ywsingq］	药性［yào xìng］
10－046	毒性反应［doeg singq fanjying］	毒性反应［dú xìng fǎn yìng］
10－047	副作用［fucozyung］	副作用［fù zuò yòng］
10－048	机吧［geihbak］	食忌［shí jì］
10－049	服药食忌［gwnyw geihbak］	服药食忌［fú yào shí jì］
10－050	妊娠禁忌［mizndang deng geih］	妊娠禁忌［rèn shēn jìn jì］
10－051	配伍禁忌［boiq yw deng geih］	配伍禁忌［pèi wǔ jìn jì］
10－052	雅卜［ywboux］	公药［gōng yào］
10－053	雅昨［ywcoh］	母药［mǔ yào］
10－054	雅估头［yw guhdaeuz］	主药［zhǔ yào］
10－055	雅帮补［yw bangbouj］	帮药［bāng yào］
10－056	雅答带［yw dazdaiq］	带药［dài yào］
10－057	雅引［ywyinx］	药引［yào yǐn］
10－058	佣雅数量［yunghyw soqliengh］	剂量［jì liàng］
10－059	雅噂［ywgyoet］	寒药［hán yào］
10－060	雅坛［ywndat］	热药［rè yào］
10－061	雅咛［ywnding］	红药［hóng yào］
10－062	雅吩［ywfonx］	黑药［hēi yào］
10－063	雅豪［ywhau］	白药［bái yào］
10－064	雅显［ywhenj］	黄药［huáng yào］
10－065	不强药［buqgyangzyoz］	不强药［bù qiáng yào］
10－066	蓝药［lanzyoz］	蓝药［lán yào］

续表

编码	壮名［壮文］	中文名［汉语拼音］
10－067	雅铜显［yw doengzhenj］	焦铜药［jiāo tóng yào］
10－068	雅金［yw gim］	金药［jīn yào］
10－069	雅菌药［yw ginyoz］	菌药［jūn yào］
10－070	雅肯［yw gwn］	内服［nèi fú］
10－071	雅卅［yw sab］	外洗［wài xǐ］
10－072	孪囊［roemz naengj］	熏蒸［xūn zhēng］
10－073	孪岁［roemz swiq］	熏洗［xūn xǐ］
10－074	邦［baeng］	敷贴［fū tiē］/外敷［wài fū］
10－075	朗雅［raek yw］	佩药［pèi yào］
10－076	雅决［yw gved］	药刮［yào guā］
10－077	煎煮雅［ngauz cawj yw］	煎煮法［jiān zhǔ fǎ］
10－078	阿囊［omj naengj］	炖蒸法［dùn zhēng fǎ］
10－079	磨喃［muh raemx］	磨汁法［mó zhī fǎ］
10－080	佬车［laeuj ceh］	酒泡法［jiǔ pào fǎ］
10－081	碾蓖［nienj mba］	碾末法［niǎn mò fǎ］
10－082	雅元糖陆［ywyienz dangzrwi］	蜜丸法［mì wán fǎ］
10－083	掰罗邦雅［baihrog baeng yw］	外敷法［wài fū fǎ］
10－084	纳喔喃雅［nap ok raemx yw］	挤汁法［jǐ zhī fǎ］
10－085	掰罗撒雅［baihrog sab yw］	外洗法［wài xǐ fǎ］
10－086	回喃肯雅［hoiz raemx gwnyw］	冲服法［chōng fú fǎ］
10－087	包雅吞肯［bau yw ndwnj gwn］	包吞法［bāo tūn fǎ］
10－088	色能雅病［saek ndaeng yw bingh］	塞鼻法［sāi bí fǎ］
10－089	调节占雅［diuzcez cat yw］	调擦法［tiáo cā fǎ］
10－090	肯朗 ［gwnzndang raek venj ywbinghfap］	佩挂法［pèi guà fǎ］
10－091	消食香袋［raek daehyw siuswg］	消食香袋［xiāo shí xiāng dài］
10－092	雅解毒［yw gaijdoeg］	解毒药［jiě dú yào］
10－093	雅解痧毒［yw gaijdoeg fatsa］	解痧毒药［jiě shā dú yào］
10－094	冷喇岜［lwgrazbya］	山芝麻［shān zhī ma］
10－095	棵薄荷［gobozhoz］	薄荷［bò he］

续表

编码	壮名［壮文］	中文名［汉语拼音］
10—096	勾北豪［gaeubeizhau］/ 勾翡中［gaeufeizcoemh］	玉叶金花［yù yè jīn huā］/ 白纸扇［bái zhǐ shàn］
10—097	棵使兰［gocwzlanz］	六月雪［liù yuè xuě］
10—098	茶煲［cazbou］	葫芦茶［hú lú chá］
10—099	勾干［gaeugat］	葛根［gě gēn］/野葛［yě gě］
10—100	雅火冬［ywhojdoeng］	毛冬青［máo dōng qīng］
10—101	勾机腾［gaeugidaengz］	金线风［jīn xiàn fēng］
10—102	楞曾［laekcaengh］	岗梅［gǎng méi］
10—103	棍盖冬［gutgaijdoeg］	小叶金花草［xiǎo yè jīn huā cǎo］
10—104	棵芒牧［gomakmuh］	磨盘草［mò pán cǎo］
10—105	棵立龙［golizlung］	一点红［yī diǎn hóng］
10—106	盟娘侬［mbawnengznuengx］	桑叶［sāng yè］
10—107	牙钳布［nyagemzbuh］	鬼针草［guǐ zhēn cǎo］
10—108	牙念堆［nyanetdeih］	地胆草［dì dǎn cǎo］
10—109	棵巴针［gobahcim］	狗肝菜［gǒu gān cài］
10—110	棵医瞒［goywmuenh］	九头狮子草［jiǔ tóu shī zi cǎo］
10—111	美必宁［meizbijnding］	鬼画符［guǐ huà fú］
10—112	哈飞访［hazfidfiengj］	小鱼仙草［xiǎo yú xiān cǎo］
10—113	勾莽拔［gaeumuengxbya］	篱栏网［lí lán wǎng］
10—114	戏抖跛［cijdouxbox］	苍耳草［cāng ěr cǎo］
10—115	华讨南［vadauznamh］	地桃花［dì táo huā］
10—116	哈良怀［hazriengvaiz］	三叶香茶菜［sān yè xiāng chá cài］/三姐妹［sān jiě mèi］
10—117	棵昆现［goguthenj］	一枝黄花［yī zhī huáng huā］
10—118	棍盖冬［gutgaijdoeg］	大金花草［dà jīn huā cǎo］
10—119	牙网表［nyavangxbeuj］	鸭跖草［yā zhí cǎo］
10—120	棵息忍［gosipraemx］	蜈蚣草［wú gōng cǎo］
10—121	草鞋根［rag haizcauj］	草鞋根［cǎo xié gēn］
10—122	甘草拓［gamcaujdoj］	冰糖草［bīng táng cǎo］
10—123	山麻黄［sanhmazvangz］	山麻黄［shān má huáng］

续表

编码	壮名［壮文］	中文名［汉语拼音］
10－124	雅解瘴毒［yw gaij doegcang］	解瘴毒药［jiě zhàng dú yào］
10－125	埃虽［ngaihsaeq］	青蒿［qīng hāo］/黄花蒿［huáng huā hāo］
10－126	棵鞭马［gobienmax］	马鞭草［mǎ biān cǎo］
10－127	棍削欧［gutseujouj］	贯众［guàn zhòng］
10－128	勾奔高［gaeubwnhgauh］	白英［bái yīng］
10－129	雅粉抹［nyafaedmox］	羊耳菊［yáng ěr jú］
10－130	楣辣豪［mbawlajhau］	翻白草［fān bái cǎo］
10－131	盟安盛［mbawanhsawj］	大叶桉［dà yè ān］
10－132	芒兵郎［makbinghlangz］	槟榔［bīng láng］
10－133	伯棵闷［mbawgomaed］	黄皮叶［huáng pí yè］
10－134	美老崩［faexlauxbaeg］	萝芙木［luó fú mù］
10－135	棵三林［gosamlimj］	水蜈蚣［shuǐ wú gōng］
10－136	华扣塞［vagoujcaij］	狗仔花［gǒu zǎi huā］
10－137	华漏挪［valaeujndo］	鹰爪花［yīng zhǎo huā］
10－138	棵漏挪［golaeujndo］	假鹰爪［jiǎ yīng zhǎo］
10－139	咋茶辣［gyaj cazlad］	假茶辣［jiǎ chá là］
10－140	霉拔涩［mbeibyacaek］	鲫鱼胆［jì yú dǎn］
10－141	枰棰［caekcae］	土柴胡［tǔ chái hú］
10－142	金纽扣［ginhniujgou］	金纽扣［jīn niǔ kòu］
10－143	涯拂浪［nyafaetlang］	夜香牛［yè xiāng niú］
10－144	三对［samdouq］	三对节［sān duì jié］
10－145	棵查哈［gocazhaz］	香茅［xiāng máo］
10－146	雅解嘿笃内裆 ［yw gaij heiqdoeg ndawndang］	祛风毒药［qū fēng dú yào］
10－147	勾容抢［gaeurumzcengz］	青风藤［qīng fēng téng］
10－148	勾三伯［gaeusammbaw］	三叶青藤［sān yè qīng téng］
10－149	温肖［oenceu］	飞龙掌血［fēi lóng zhǎng xuè］
10－150	雅友泛［nyayouzfanj］	走马风［zǒu mǎ fēng］
10－151	棵封勒［gofunghlwed］	走马胎［zǒu mǎ tāi］

续表

编码	壮名［壮文］	中文名［汉语拼音］
10—152	勾决领［gaeugyoilingz］	黑风藤［hēi fēng téng］
10—153	美西咩［faexcijmbe］	牛耳枫［niú ěr fēng］
10—154	勾马散［gaeumazsanh］	石南藤［shí nán téng］
10—155	美浪麻［meizlangmax］	四方木皮［sì fāng mù pí］
10—156	高京虽［gauginghsaej］	豆豉姜［dòu chǐ jiāng］
10—157	勾抹告［gaeumoxgauj］	牛白藤［niú bái téng］
10—158	棵贡省［gogukcaengx］	五味藤［wǔ wèi téng］
10—159	棵劲［gogingj］	五指柑［wǔ zhǐ gān］
10—160	蒙棵垒［mumhgoreiz］	榕树须［róng shù xū］
10—161	温曹焖［oencauzmwn］	云实根［yún shí gēn］
10—162	慈姑邑［sawzguhbya］	广山慈姑［guǎng shān cí gū］／山慈姑［shān cí gū］
10—163	边邦灵［betbaklig］	九龙川［jiǔ lóng chuān］
10—164	勾号［gouhheuj］	木防己［mù fáng jǐ］
10—165	棵劲［gogingj］	黄荆［huáng jīng］
10—166	棵审小［gohcaemhseuj］	绣花针［xiù huā zhēn］
10—167	勾镇楣［gaeucaetmbaw］	七叶莲［qī yè lián］
10—168	邦两金［bakliengxgim］	百两金［bǎi liǎng jīn］
10—169	野香草［oijraemx］	野香草［yě xiāng cǎo］
10—170	防风草［lwglazbyaj］	防风草［fáng fēng cǎo］
10—171	一包针［gohngaeucah］	一包针［yī bāo zhēn］
10—172	天麻［denhmaz］	天麻［tiān má］
10—173	勾兵脓［gaeubinghndoengx］	藤杜仲［téng dù zhòng］
10—174	骨来邑［gukraihbya］	异叶爬山虎［yì yè pá shān hǔ］
10—175	棵风救［gouhfunghgeuj］	小发散［xiǎo fā sàn］
10—176	准同［cunjdongz］	铜钻［tóng zuàn］
10—177	榕灵楠［longzlingznaemq］	自消容［zì xiāo róng］
10—178	芒印差［makitcah］	野葡萄［yě pú tao］／假葡萄叶［jiǎ pú tao yè］
10—179	美达［maexda］	假木豆［jiǎ mù dòu］

续表

编码	壮名［壮文］	中文名［汉语拼音］
10－180	棵烘［gohungh］	板蓝根［bǎn lán gēn］
10－181	雅除湿笃［yw cawz caep doeg］	除湿毒药［chú shī dú yào］
10－182	勾浪蒿［gaeulangjhauh］	土茯苓［tǔ fú líng］
10－183	门底麻［maenxdaezma］	土太片［tǔ tài piàn］
10－184	勾金刚［gaeugimhgangh］	菝葜［bá qiā］/金刚刺［jīn gāng cì］
10－185	吼茸［haeuxroeg］	薏苡仁［yì yǐ rén］
10－186	卡隆［galoemq］	肿节风［zhǒng jié fēng］
10－187	美巧怀［maexgyaeujvaiz］	丢了棒［diū le bàng］
10－188	勾令［gaeulingj］	黑吹风［hēi chuī fēng］
10－189	漏列［laeujle］	枫荷桂［fēng hé guì］
10－190	芒不［makbup］	广王不留行［guǎng wáng bù liú xíng］
10－191	壤灵仙［raglingzsien］	威灵仙［wēi líng xiān］
10－192	棵豨莶［gohihcenh］	豨莶草［xī xiān cǎo］
10－193	棵景［gogingz］	八角枫［bā jiǎo fēng］
10－194	美黄连［faexvuengzlienz］	功劳木［gōng láo mù］/功劳叶［gōng láo yè］
10－195	棵黄连［govuengzlienz］	十大功劳［shí dà gōng láo］
10－196	棵参含［gocaemhaemz］	苦参［kǔ shēn］
10－197	美通［maexdongz］	海桐皮［hǎi tóng pí］
10－198	勾长生［gaeucangzseng］	九层风［jiǔ céng fēng］
10－199	勾燕［gaeuenq］	九龙藤［jiǔ lóng téng］
10－200	芒柔［makraeu］	路路通［lù lù tōng］
10－201	碰皮［byaekbeiz］	马齿苋［mǎ chǐ xiàn］
10－202	棵桑［gosangh］	桑枝［sāng zhī］
10－203	棵矮瓤［go'ngaixrang］	山风［shān fēng］
10－204	碰浅力［byaekcenzlik］	马蹄金［mǎ tí jīn］
10－205	芒满岜［makmanxbya］	横经席［héng jīng xí］
10－206	棵懂豪［godungzhau］	白背叶［bái bèi yè］
10－207	勾瓢更［gaeubeuzgeng］	匙羹藤叶［shí gēng téng yè］
10－208	贾示称［gyasijcaeng］	穿花针［chuān huā zhēn］

续表

编码	壮名［壮文］	中文名［汉语拼音］
10－209	棵归讥［go'gveihgih］	翠云草［cuì yún cǎo］
10－210	棵摸［gomog］	苦石莲［kǔ shí lián］
10－211	棵兜［godouh］	苦玄参［kǔ xuán shēn］
10－212	棵贯［gogon］	老鹳草［lǎo guàn cǎo］
10－213	勾蒿［gaeuhauh］	老鸦嘴［lǎo yā zuǐ］
10－214	勾朋楼［gaeubengqlaeu］	山蒟［shān jǔ］
10－215	哈瓤［hazrang］	黑头茶［hēi tóu chá］
10－216	马桑根［majsanghgwnh］	马桑根［mǎ sāng gēn］
10－217	美闵［faexminz］	木棉皮［mù mián pí］
10－218	甘草拓［gamcaujdoj］	土甘草［tǔ gān cǎo］
10－219	拓茵陈［dojyincaenz］	阴行草［yīn xíng cǎo］
10－220	牙皂笨［nyasaujbaet］	岗松［gǎng sōng］
10－221	有皂笨［youzsaujbaet］	岗松油［gǎng sōng yóu］
10－222	勾没闲［gouhmeihen］	昆明山海棠［kūn míng shān hǎi táng］
10－223	棵甘须［gogamhsih］	狮子尾［shī zǐ wěi］
10－224	伯耸［mbawcoengz］	松叶［sōng yè］
10－225	恩摸昆［aenmoedgunj］	漆大姑［qī dà gū］
10－226	花丹培［vadanhbei］	木槿花［mù jǐn huā］
10－227	芒您［maknim］	桃金娘根［táo jīn niáng gēn］
10－228	林踏养［rindaepyiengz］	炉甘石［lú gān shí］
10－229	芥兰假［gailanzgya］	叶下红［yè xià hóng］
10－230	涯顶轨［nyadingjgvaej］	人字草［rén zì cǎo］
10－231	蹦乐［baeklaeg］	白勒［bái lè］
10－232	卡隆［galoemq］	九节风［jiǔ jié fēng］
10－233	勾饼搂［gouhbengqlaeu］	山蒌［shān lóu］
10－234	棵连填［goleddiet］	马甲子［mǎ jiǎ zǐ］
10－235	棵勾当［gogaeudang］	广西马兜铃［guǎng xī mǎ dōu líng］
10－236	额竟达［ngwzgiengjda］	眼镜蛇［yǎn jìng shé］
10－237	涯卡给［nyagagaeq］	凤尾草［fèng wěi cǎo］
10－238	壤丁洪［ragdingjhung］	大叶千斤拔［dà yè qiān jīn bá］

续表

编码	壮名［壮文］	中文名［汉语拼音］
10—239	棵借忍［gosejraemx］	金线草［jīn xiàn cǎo］
10—240	芒侯［makhaeuq］	草果［cǎo guǒ］
10—241	华岭秀［valingzsiuh］	白狗肠［bái gǒu cháng］
10—242	勾领［gaeulingz］	铺地蜈蚣［pū dì wú gōng］
10—243	棍绑它［gutbangzdah］	铁线蕨［tiě xiàn jué］
10—244	棵叻苗［gorwzmeu］	猫耳朵［māo ěr duo］
10—245	棵白花草［gobwzvahsauj］	白花菜［bái huā cài］
10—246	勾泥［gaeuni］	麻骨风［má gǔ fēng］
10—247	勾隆［gouhlum］	过江龙［guò jiāng lóng］
10—248	棵蒙秒［gomumhmeuz］	肾茶［shèn chá］
10—249	哈还魂［hazvanzhunz］	卷柏［juàn bǎi］
10—250	骨平抢［gukbinciengz］	三角枫［sān jiǎo fēng］
10—251	棵麦拓［gomegdoj］	野荞麦［yě qiáo mài］
10—252	医琼［yw'gyungz］	蛇藤［shé téng］
10—253	兴盼［hingfonx］	黑心姜［hēi xīn jiāng］
10—254	棵芒喉［gomakhou］	大风子［dà fēng zǐ］
10—255	金刚依［gimgang'iq］	肖菝葜［xiāo bá qiā］
10—256	勾答豪［gaeudahau］	一匹绸［yī pǐ chóu］
10—257	库打给［gutdageq］	白鱼眼［bái yú yǎn］
10—258	霜坡虎［sanghbohhuj］	霜坡虎［shuāng pō hǔ］
10—259	假贵［gyajgvei］	九节木［jiǔ jié mù］
10—260	华如龙［varuzlungz］	龙船花［lóng chuán huā］
10—261	雅凉解笃［ywliengz gaij doeg］	清热毒药［qīng rè dú yào］
10—262	棵烘［gohungh］	南板蓝根［nán bǎn lán gēn］
10—263	恩华［ngaenxva］	金银花［jīn yín huā］
10—264	银华岜［ngaenzvabya］	山银花［shān yín huā］
10—265	美内妹［maexndeihmeij］	救必应［jiù bì yìng］
10—266	牙粉敛［nyafaenzlienz］	穿心莲［chuān xīn lián］
10—267	涯挖叻［nyavetrwz］	田基黄［tián jī huáng］
10—268	棵旦染［godanyenj］	千里光［qiān lǐ guāng］

续表

编码	壮名［壮文］	中文名［汉语拼音］
10—269	粉给现［faenzgaehhenj］	栀子［zhī zǐ］
10—270	棵汪梗［govangzgaeng］	山栀子［shān zhī zǐ］
10—271	牙疳［nyagam］	爵床［jué chuáng］
10—272	棵壤真［goragcwnh］	马蓝［mǎ lán］
10—273	牙凛偶［nyarinngoux］	白花蛇舌草［bái huā shé shé cǎo］
10—274	旷金浅［gvangjgimcienz］	广金钱草［guǎng jīn qián cǎo］
10—275	棵败唱［gobaihciengq］	败酱草［bài jiàng cǎo］
10—276	棵凛给［golinzgaeq］	蒲公英［pú gōng yīng］
10—277	枰危［byaekvaeh］	鱼腥草［yú xīng cǎo］
10—278	棵三咖［gosamnga］	三叉苦［sān chā kǔ］
10—279	那松虽［nomjsoemzsaeh］	半枝莲［bàn zhī lián］
10—280	棵共给［gogukgaeq］	鸡骨草［jī gǔ cǎo］
10—281	牙关头［nyagvanjdouj］	叶下珠［yè xià zhū］
10—282	棵来落［golailoj］	蓝花柴胡［lán huā chái hú］
10—283	牙讽遍［nyafaengzbengj］	垂盆草［chuí pén cǎo］
10—284	勾现［gaeuhenj］	黄藤［huáng téng］
10—285	棵降［go'gyak］	飞扬草［fēi yáng cǎo］
10—286	雅挠内［nya'ndauhndeih］	天胡荽［tiān hú suī］
10—287	霉哈楣［mbeihajmbaw］	绞股蓝［jiǎo gǔ lán］
10—288	勾吼耨［gaeuhouznou］	铁包金［tiě bāo jīn］
10—289	哈沙哦［hazca'o］	石见穿［shí jiàn chuān］
10—290	否侬［fouxndoengz］	石上柏［shí shàng bǎi］
10—291	棵胎晴［godaihcing］	路边青［lù biān qīng］
10—292	棵怀航/路边菊［govaihag］	路边菊［lù biān jú］
10—293	华棵民［vagominz］	木棉花［mù mián huā］
10—294	芒东［makdumh］	茅莓［máo méi］
10—295	壤芒东［ragmakdumh］	茅莓根［máo méi gēn］
10—296	牙呀结［nyayazgyae］	夏枯草［xià kū cǎo］
10—297	壤笃岜［lagdujbyaj］	山豆根［shān dòu gēn］
10—298	棵天岗［godengangh］	虎杖［hǔ zhàng］

续表

编码	壮名 [壮文]	中文名 [汉语拼音]
10—299	捂敛 [ngumxlienz]	岩黄连 [yán huáng lián]
10—300	棵重楼 [gocungzlouz]	重楼 [chóng lóu]
10—301	茶灯 [cazdaeng]	苦丁茶 [kǔ dīng chá]
10—302	棵傻岜 [gocazbya]	山绿茶 [shān lù chá]
10—303	库独褒 [gutduzbaeu]	蟛蜞菊 [péng qí jú]
10—304	华库农 [vagutndoeng]	野菊花 [yě jú huā]
10—305	棵随 [gosei]	竹心 [zhú xīn]
10—306	莲边抗 [lienzbetgak]	八角莲 [bā jiǎo lián]
10—307	棵杆杨 [goganjyieng]	白眉草 [bái méi cǎo]
10—308	些羊灭 [cehyiengzmbeq]	决明子 [jué míng zǐ]
10—309	碰溶温 [byaekroemoen]	刺苋 [cì xiàn]
10—310	壤棵侥 [raggogyauz]	粗糠柴根 [cū kāng chái gēn]
10—311	棵达刀 [godazdauq]	倒扣草 [dǎo kòu cǎo] /土牛膝 [tǔ niú xī]
10—312	榧格 [faexgeiq]	檵木叶 [jì mù yè]
10—313	多怀 [gohvaiz]	瓜子金 [guā zǐ jīn]
10—314	棵法亮 [gofangzlengj]	广狼毒 [guǎng láng dú]
10—315	厄刮吨 [ngwzgvaqdaemz]	空心莲子草 [kōng xīn lián zǐ cǎo]
10—316	恒冷含 [hawqlwghaemz]	苦瓜干 [kǔ guā gān]
10—317	棵榧含 [gofaexhaemz]	苦木 [kǔ mù]
10—318	骼马豪 [ndok maxhau]	白马骨 [bái mǎ gǔ]
10—319	茶罗汉 [cazlozhan]	罗汉茶 [luó hàn chá]
10—320	棵工 [gogoeg]	木蝴蝶 [mù hú dié]
10—321	牙打秒 [nyadameuz]	铁苋菜 [tiě xiàn cài]
10—322	棍填钱 [gutdietsien]	铁线草 [tiě xiàn cǎo]
10—323	棵楣如 [go'mbawruz]	元宝草 [yuán bǎo cǎo]
10—324	生敌榧 [swnghdifaex]	土生地 [tǔ shēng dì]
10—325	法夹 [fazgya]	无根藤 [wú gēn téng]
10—326	棵文沾 [govwnzcanh]	小槐花 [xiǎo huái huā]
10—327	大黄草 [davangzcauj]	石斛 [shí hú] /有瓜石斛 [yǒu guā shí hú]
10—328	沙排杯 [cahbaizbeih]	木芙蓉叶 [mù fú róng yè]

续表

编码	壮名［壮文］	中文名［汉语拼音］
10－329	碰喏［byaeknok］	积雪草［jī xuě cǎo］/ 雷公根［léi gōng gēn］
10－330	哈俺累［haznganxlaeh］	荔枝草［lì zhī cǎo］
10－331	楣茶落［mbawcazloek］	棒柄花叶［bàng bǐng huā yè］
10－332	盟棵垒［mbawgoreiz］	榕树叶［róng shù yè］
10－333	华埋［vamai］	密蒙花［mì méng huā］
10－334	棵约罗［go'nyozlox］	了哥王［liǎo gē wáng］
10－335	棵楣培［go'mbawbeiz］	蒲葵子［pú kuí zǐ］
10－336	美尼［faexni］	椿皮［chūn pí］
10－337	芒美扔［makfaexraek］	喜树果［xǐ shù guǒ］
10－338	勾千［gaeucenh］	天仙藤［tiān xiān téng］
10－339	多怀［gohvaiz］	瓜子草［guā zǐ cǎo］
10－340	华随江［vaseigyaengh］	老虎耳［lǎo hǔ ěr］
10－341	些木变［cehmoegbiet］	木鳖［mù biē］
10－342	冷蛮仿［lwgmanfangz］	栝楼［guā lóu］
10－343	棵莲因［golienzrin］	大叶半边莲［dà yè bàn biān lián］
10－344	冬耐［dunghnaij］	猕猴桃［mí hóu táo］
10－345	棵毫偶［gohaungoux］	蛇莓［shé méi］
10－346	棵骨别［gogukmbe］	羊角豆［yáng jiǎo dòu］
10－347	督铃谋［duhlingzmou］	猪屎豆［zhū shǐ dòu］
10－348	棵温戏［gooenciq］	穿破石［chuān pò shí］
10－349	棵蒙因/白薇［gomumhrin］	白薇［bái wēi］
10－350	参呼［caemhmbaemx］	玄参［xuán shēn］
10－351	棵坑补［gogaekboux］	淡竹叶［dàn zhú yè］
10－352	棵楼乱［golouzlonh］	桂党参［guì dǎng shēn］
10－353	涯昆话［nyagumhvaj］	万寿菊［wàn shòu jú］
10－354	棍蹄马［gutdaezmax］	马蹄蕨［mǎ tí jué］
10－355	楞曾［laekcaengh］	白点秤［bái diǎn chèng］
10－356	棵散勒［gosanqlwed］	耳草［ěr cǎo］
10－357	芒音［makyid］	牛甘果［niú gān guǒ］/余甘子［yú gān zǐ］

续表

编码	壮名[壮文]	中文名[汉语拼音]
10—358	棵盈麻[goyingzma]	广豆根[guǎng dòu gēn]
10—359	棵洋勤[goyienggim]	金锦香[jīn jǐn xiāng]
10—360	棵华榜[govabangh]	蚌花[bàng huā]
10—361	夸甲[gvahgya]	草龙[cǎo lóng]
10—362	棵江衣[go'gyakiq]	小飞扬草[xiǎo fēi yáng cǎo]
10—363	棵染拔[goroixbya]	水杨梅[shuǐ yáng méi]
10—364	棵全丹[gociemzdanh]	竹节黄[zhú jié huáng]
10—365	涯咖从[nyagahcung]	酸咪咪[suān mī mī]
10—366	莲边抗[lienzbetgak]	红八角莲[hóng bā jiǎo lián]
10—367	勾弯[gaeuvad]	粪箕笃[fèn jī dǔ]
10—368	假卢[gyazlu]	牛筋草[niú jīn cǎo]
10—369	串钱草[nyaloicienz]	串钱草[chuàn qián cǎo]
10—370	上树虾[govaraemxrongx]	上树虾[shàng shù xiā]
10—371	勾怀[gaeuvaiz]	水牛角[shuǐ niú jiǎo]
10—372	勒卡巴[lwggazbyaj]	玫瑰茄[méi guī qié]
10—373	棵瓦芦[govajlwij]	布渣叶[bù zhā yè]
10—374	小腊树[siujlazcu]	小蜡树[xiǎo là shù]
10—375	茶思现[cazcwzhenj]	黄牛木[huáng niú mù]
10—376	莲贯榧[lienzgotfaex]	抱石莲[bào shí lián]
10—377	勾谋灭[gaeumoumeh]	乌蔹莓[wū liǎn méi]
10—378	美笨[faexbwnj]	滨盐肤木[bīn yán fū mù]
10—379	棵败唱[gobaihciengq]	黄花败酱[huáng huā bài jiàng]
10—380	棵柏夺[gobaidoq]	打破碗花花[dǎ pò wǎn huā hua]
10—381	棵堂宁[godagnding]	红背山麻杆[hóng bèi shān má gǎn]
10—382	拉老锅[raglauxgoh]	粗叶耳草[cū yè ěr cǎo]
10—383	华其林[vagizlinz]	量天尺[liáng tiān chǐ]
10—384	雅祛寒毒[ywcaep gaij doeg]	祛寒毒药[qū hán dú yào]
10—385	能桂[naenggvei]	肉桂[ròu guì]
10—386	能葵[naengjgvei]	桂枝[guì zhī]
10—387	棵茶辣[gocazlad]	吴茱萸[wú zhū yú]

续表

编码	壮名［壮文］	中文名［汉语拼音］
10—388	芒抗［makgak］	八角茴香［bā jiǎo huí xiāng］/八角［bā jiǎo］
10—389	盟埃［mbawngaih］	艾叶［ài yè］
10—390	矮虽［ngaihsaej］	小风艾［xiǎo fēng ài］
10—391	大风艾［dafunghngai］	大风艾［dà fēng ài］
10—392	戏抖跛［cijdouxbox］	苍耳子［cāng ěr zǐ］
10—393	牙卡个［nyagajgoep］	鹅不食草［é bù shí cǎo］
10—394	野样夺［yeyangjdoq］	大头陈［dà tóu chén］
10—395	勾来［gaeulaiz］	丁公藤［dīng gōng téng］
10—396	细辛拓［sisinhdoj］	金耳环［jīn ěr huán］
10—397	棵串兰［goconlanz］	九层塔［jiǔ céng tǎ］
10—398	半夏忍［bonyaraemx］	水半夏［shuǐ bàn xià］
10—399	督样［duhyangj］	刀豆［dāo dòu］
10—400	山肉桂［gveibizcah］	山肉桂［shān ròu guì］
10—401	棵绥盟［goseiqmbaw］	四块瓦［sì kuài wǎ］
10—402	棵茶辣［gocazlad］	茶辣［chá là］
10—403	花啸侬［vaceuiq］	花椒［huā jiāo］
10—404	枰和睦［byaekhom（homsaej）］	香菜［xiāng cài］
10—405	碰函［byaekhom］	小茴香［xiǎo huí xiāng］
10—406	棵让随［gorangsei］	薰衣草［xūn yī cǎo］
10—407	哈瓢［hazrang］	毛麝香［máo shè xiāng］
10—408	棵荆该［goginghgai］	荆芥［jīng jiè］
10—409	楣紫苏［mbawswjsuh］	紫苏［zǐ sū］
10—410	棵兴王［gohingvuengz］	高良姜［gāo liáng jiāng］
10—411	棵沙姜［gocahgyangh］	沙姜［shā jiāng］/山奈［shān nài］
10—412	医解笃揾［yw gaij doeg wnq］	解其他毒药［jiě qí tā dú yào］
10—413	恩华岜［ngaenzvabya］	土银花叶［tǔ yín huā yè］
10—414	棵爱［gooij］	甘蔗［gān zhè］
10—415	芒两［maklimq］	阳桃［yáng táo］
10—416	嘞堵聘［lwed duzbit］	鸭血［yā xuè］

续表

编码	壮名［壮文］	中文名［汉语拼音］
10—417	者岩［cezngaenx］	脆蛇［cuì shé］
10—418	芒邓骂［makhaexgaeq］	鸡矢果［jī shǐ guǒ］
10—419	棵审隆［gosoemjrumz］	酸藤子［suān téng zǐ］
10—420	棵重楼［gocungzlouz］	七叶一枝花［qī yè yī zhī huā］
10—421	哈瓶佬［hazbingzlaeuj］	七星剑［qī xīng jiàn］
10—422	棵娃优［govahyouh］	卜芥［bǔ jiè］
10—423	棵花党劳［govahdangjlaux］	大蛇药［dà shé yào］
10—424	美哦［faexo］	蓝靛［lán diàn］
10—425	碰默［byaekmieg］	苦荬菜［kǔ mǎi cài］
10—426	佛门绥［baetmaenzsaeq］	乌云盖雪［wū yún gài xuě］
10—427	了偶［liuxngoux］	蛇头蓼［shé tóu liǎo］
10—428	良共现［rienggukhenj］	虎尾兰［hǔ wěi lán］
10—429	棵扫克［gocaujgawq］	齿叶泥花草［chǐ yè ní huā cǎo］
10—430	棍熔［gutrongh］	肾蕨［shèn jué］
10—431	涯开照［nyagaihcauj］	芸香草［yún xiāng cǎo］
10—432	棵三灵［gosamlig］	一支箭［yī zhī jiàn］
10—433	盟闷打拉［mbawmwnhdaxlaz］	曼陀罗叶［màn tuó luó yè］
10—434	楣闷打拉［mbawmwnhdaxlaz］	曼陀罗［màn tuó luó］
10—435	棵靶柔［go'mbajrongh］	蝴蝶草［hú dié cǎo］
10—436	棵够［gogoux］	乌桕［wū jiù］
10—437	国棵够［goekgogoux］	乌桕根［wū jiù gēn］
10—438	雅补嘘［ywboujhaw］	补虚药［bǔ xū yào］
10—439	雅补嘿［ywboujheiq］	补气药［bǔ qì yào］
10—440	蒡婀［aekex］	蛤蚧［gé jiè］
10—441	艳当［raetdangh］	灵芝［líng zhī］
10—442	闷喃［moedfonx］	黑蚂蚁［hēi mǎ yǐ］
10—443	棵华现［govahenj］	黄花倒水莲［huáng huā dǎo shuǐ lián］
10—444	扪岜［maenzbya］	广山药［guǎng shān yào］
10—445	棵西思［gocihcwz］	五指毛桃［wǔ zhǐ máo táo］
10—446	勾两抹［gorengxmox］	牛大力［niú dà lì］

续表

编码	壮名［壮文］	中文名［汉语拼音］
10－447	比给南［biggaejnaem］	蓝布正［lán bù zhèng］
10－448	楪歪［gofaiq］	棉花根［mián huā gēn］
10－449	戏羊［cijyiengz］	奶参［nǎi shēn］/四叶参［sì yè shēn］
10－450	荷包山枝花［hozbauhsanhcihvah］	荷包山枝花［hé bāo shān zhī huā］
10－451	勾冗［gaeurumz］	风车藤［fēng chē téng］
10－452	芒苍细［makcanghcij］	大枣［dà zǎo］
10－453	瓤白支［rangbwzcij］	隔山香［gé shān xiāng］
10－454	芒达给［makdagaeq］	乌饭树［wū fàn shù］
10－455	门及［maenzgep］	野山药［yě shān yào］
10－456	堵给［duzgaeq］	山鸡［shān jī］
10－457	耸给［roeggae］	鹧鸪［zhè gū］
10－458	荣闷豪［rongzmoedhau］	白蚁巢［bái yǐ cháo］
10－459	补嘞雅［ywboujlwed］	补血药［bǔ xuè yào］
10－460	诺芒俺［nohmaknganx］	龙眼肉［lóng yǎn ròu］
10－461	门甲［maenzgya］	何首乌［hé shǒu wū］
10－462	勾咬［gaeundaux］	扶芳藤［fú fāng téng］
10－463	勾当归［gaeudanghgveih］	当归藤［dāng guī téng］
10－464	勾嘞给［gaeulwedgaeq］	鸡血藤［jī xuè téng］
10－465	雅拟［yazndiengx］	红药［hóng yào］
10－466	美沙［faexsa］	楮实子［chǔ shí zǐ］
10－467	冷娘侬［lwgnengznuengx］	桑葚［sāng shèn］
10－468	芒您［maknim］	桃金娘果［táo jīn niáng guǒ］
10－469	勾茨［gaeucenj］	白花银背藤［bái huā yín bèi téng］
10－470	勾得巴［gouhndeixbyaj］	白花油麻藤［bái huā yóu má téng］
10－471	勾当归［gaeudanghgveih］	藤当归［téng dāng guī］
10－472	勾帘［goulienz］	帘子藤［lián zǐ téng］
10－473	门想推［maenzsiengjdeih］	地黄［dì huáng］
10－474	补阴雅［ywboujyinh（yaem）］	补阴药［bǔ yīn yào］
10－475	京四［ginghswj］	黄精［huáng jīng］
10－476	黑么草［haekmaegcauj］	墨旱莲［mò hàn lián］

续表

编码	壮名［壮文］	中文名［汉语拼音］
10－477	芒旺［makvengj］	金樱子［jīn yīng zǐ］
10－478	忍芒音［raemxmakyid］	余甘子汁［yú gān zǐ zhī］
10－479	堵二［duzfw］	甲鱼［jiǎ yú］
10－480	哈参［hazcinh］	绶草［shòu cǎo］
10－481	补阳雅［ywboujyangz］	补阳药［bǔ yáng yào］
10－482	棵仙茅［gosenhmauz］	仙茅［xiān máo］
10－483	有矮咧［youzngaizleg］	蛇床子油［shé chuáng zǐ yóu］
10－484	从决［coenggep］	韭菜［jiǔ cài］
10－485	碰借［byaekgep］	韭菜子［jiǔ cài zǐ］
10－486	赫麻现［hwetmahenj］	狗脊［gǒu jǐ］
10－487	棵壤丁［goragdingh］	千斤拔［qiān jīn bá］
10－488	勾兵脓［gaeubinghndoengx］	红杜仲［hóng dù zhòng］
10－489	暖绥［nonsei］	原蚕蛾［yuán cán é］
10－490	兴盆［hingbwn］	骨碎补［gǔ suì bǔ］
10－491	棵布骼［goboujndok］	大叶骨碎补［dà yè gǔ suì bǔ］
10－492	门涉喃［faenzcepraemx］	破故纸［pò gù zhǐ］
10－493	棵杜仲［goducungj］	杜仲［dù zhòng］
10－494	勾遂给［gaeusaejgaeq］	巴戟天［bā jǐ tiān］
10－495	粉迁伐［faenzsenjfa］	南方菟丝子［nán fāng tù sī zǐ］
10－496	兴良侬［hinglieng'iq］	益智［yì zhì］
10－497	喏麻［nohma］	狗肉［gǒu ròu］
10－498	喏羊［nohyiengz］	山羊肉［shān yáng ròu］
10－499	粉迁伐［faenzsenjfa］	菟丝子［tù sī zǐ］
10－500	盟国羊［mbawgokyiengz］	淫羊藿［yín yáng huò］
10－501	冬虫夏草［dungh cungz ya cauj］	冬虫夏草［dōng chóng xià cǎo］
10－502	肉苁蓉［yuzcungzyungz］	肉苁蓉［ròu cōng róng］
10－503	粉舍忍［faenzcepraemx］	补骨脂［bǔ gǔ zhī］
10－504	勾温列［gaeuoenlex］	刺五加［cì wǔ jiā］
10－505	仙灵脾［senhlingzbiz］	仙灵脾［xiān líng pí］
10－506	堵海马［duzhaijmaj］	海马［hǎi mǎ］

续表

编码	壮名［壮文］	中文名［汉语拼音］
10－507	调嘿雅/调嘘雅［ywdiuzheiq］	调气药［tiáo qì yào］
10－508	粉潜桶［fwnzcenzdongz］	乌药［wū yào］
10－509	棵寻谋［gocidmou］	香附［xiāng fù］
10－510	高差［gaucah］	香樟［xiāng zhāng］
10－511	芒卡［makga］	草豆蔻［cǎo dòu kòu］
10－512	邓卡柔［daenggajraeu］	大良姜［dà liáng jiāng］
10－513	兴现［hinghenj］	姜黄［jiāng huáng］
10－514	棵弄马［go'ndukmax］	九里香［jiǔ lǐ xiāng］
10－515	有弄马［youzndukmax］	九里香油［jiǔ lǐ xiāng yóu］ / 满山香油［mǎn shān xiāng yóu］
10－516	碰办［byaekbat］	假蒟［jiǎ jǔ］
10－517	美碰办［mbawbyaekbat］	假蒟叶［jiǎ jǔ yè］
10－518	棵勒挪［golwg'ndo］	山橘叶［shān jú yè］
10－519	棵医埃［goywae］	吉祥草［jí xiáng cǎo］
10－520	些累谁［cehlaehcei］	荔枝核［lì zhī hé］
10－521	芒柑［makgam］	橘核［jú hé］
10－522	芒扪［makmaed］	黄皮果核［huáng pí guǒ hé］
10－523	同邕［doengjbya］	山橙［shān chéng］
10－524	冷丑［lwggyoux］	石葫芦［shí hú lú］
10－525	棵海低［gohaizdaej］	仙人掌［xiān rén zhǎng］
10－526	棵息忍［gosipraemx］	三头水蜈蚣［sān tóu shuǐ wú gōng］
10－527	金盏菊［vasamcimj］	金盏菊［jīn zhǎn jú］
10－528	棵寻谋［gocwdmou］	莎草［suō cǎo］
10－529	芒扪［makmaed］	黄皮［huáng pí］
10－530	勾桶巴［gouhdongjbyah］	三叶木通［sān yè mù tōng］
10－531	陈样夺［cinzyanghdoj］	土沉香［tǔ chén xiāng］
10－532	棵砂仁［gocahyinz］	砂仁［shā rén］
10－533	竞闲［gingjhen］	广西莪术［guǎng xī é zhú］
10－534	通调珊壬雅［yw diuzdoeng samroen］	通调三道药［tōng tiáo sān dào yào］
10－535	通调啰嘿雅［yw diuzdoeng roenheiq］	通调气道药［tōng tiáo qì dào yào］

续表

编码	壮名［壮文］	中文名［汉语拼音］
10—536	芒裸寒［makloxhan］	罗汉果［luó hàn guǒ］
10—537	茶堆［cazdeih］	矮地茶［ǎi dì chá］
10—538	门篓老［maenzraeulaux］	百部［bǎi bù］
10—539	棵射干［goseganh］	射干［shè gàn］
10—540	棵桑［gosangh］	桑白皮［sāng bái pí］
10—541	楣芒过/伯芒果［mbawmangzgoj］	芒果叶［máng guǒ yè］
10—542	蒙凛垄［mbawlinxlungz］	龙脷叶［lóng lì yè］
10—543	棵麦拓［gomegdoj］	金荞麦［jīn qiáo mài］
10—544	棵楞沤［golaeng'aeuj］	金不换［jīn bú huàn］
10—545	吊兰因［diulanzrin］	石吊兰［shí diào lán］
10—546	枰当抹［byaekdakmox］	牛尾菜［niú wěi cài］
10—547	哈参［hazcinh］	盘龙参［pán lóng shēn］
10—548	盟内［mbawndae］	柿叶［shì yè］
10—549	美灯台［faexdaengdaiz］	灯台叶［dēng tái yè］
10—550	莞芒耒［gyamq maklaeq］	板栗壳［bǎn lì ké］
10—551	棵於捆［goywgun］	老蛇莲［lǎo shé lián］
10—552	芒苍［makcangh/cehmakcang］	无患子果［wú huàn zǐ guǒ］/ 无患子［wú huàn zǐ］
10—553	芒过［mangzgoj］	芒果核［máng guǒ hé］
10—554	芒耸［mangzcoengz］	松塔［sōng tǎ］
10—555	棵三琳绥［gosamjlimqsaeq］	一箭球［yī jiàn qiú］
10—556	有安卒［youznganhcu］	大叶桉油［dà yè ān yóu］
10—557	棵库息［gogutsip］	入地蜈蚣［rù dì wú gōng］
10—558	此芒苍［cehmakcang］	洗手果［xǐ shǒu guǒ］
10—559	桃因［dauzdinh］	石仙桃［shí xiān táo］
10—560	楣捆［mbawgoenx］	罗裙带［luó qún dài］
10—561	油才因［youzcaiqrin］	石油菜［shí yóu cài］
10—562	芒垄舌［maklungzcaw］	龙珠果［lóng zhū guǒ］
10—563	棵吊兰［gohdiujlamz］	兰草［lán cǎo］
10—564	棵盟朵［gocihcwz］	青天葵［qīng tiān kuí］

续表

编码	壮名［壮文］	中文名［汉语拼音］
10－565	芒满巴［makmoedcah］	野黄皮［yě huáng pí］
10－566	美邈［faexla］	海南蒲桃［hǎi nán pú táo］
10－567	大叶羊角菜［dayez yangzgozcai］	大叶羊角菜［dà yè yáng jiǎo cài］
10－568	美顶佛［faexdingjbaet］	橡皮木［xiàng pí mù］
10－569	棵茶坍［gocazdaema］	不出林［bù chū lín］
10－570	能柑［naenggam］	陈皮［chén pí］
10－571	芒那［maknah］	无花果［wú huā guǒ］
10－572	黄鳝藤［vangzsandwngz］	黄鳝藤［huáng shàn téng］
10－573	通调根埃雅［yw diuzdoeng roenhaeux］	通调谷道药［tōng tiáo gǔ dào yào］
10－574	勾咩［gaeumbe］	古羊藤［gǔ yáng téng］
10－575	棵茏趁［goloedcaemj］	溪黄草［xī huáng cǎo］
10－576	勾莓［gaeumei］	火炭母［huǒ tàn mǔ］
10－577	温堵千［oenduzcenh］	三颗针［sān kē zhēn］
10－578	勾邓骂［gaeudaekmaj］	鸡矢藤［jī shǐ téng］
10－579	勾敛砂［gaeulienzsa］	朱砂莲［zhū shā lián］
10－580	弄么雨［ndukmaeg'yiz］	海螵蛸［hǎi piāo xiāo］
10－581	甲隆瓦［gyapluengqvax］	瓦楞子［wǎ léng zǐ］
10－582	壤棵旺［raggovengj］	金樱根［jīn yīng gēn］
10－583	棵骼给［go'ndokgaeq］	鸡骨香［jī gǔ xiāng］
10－584	都决疳［doeggekgam］	独脚金［dú jiǎo jīn］
10－585	美得［faexdw］	牛奶木［niú nǎi mù］／ 牛奶樟［niú nǎi zhāng］
10－586	壤棵纺［raggofiengz］	阳桃根［yáng táo gēn］
10－587	壤您洪［ragnimhung］	番石榴根［fān shí liu gēn］
10－588	盟您现［mbawnimhenj］	番石榴叶［fān shí liu yè］
10－589	棵奔电［gobaetdiet］	铁扫帚［tiě sào zhǒu］
10－590	华结给［va'gyaeqgaeq］	鸡蛋花［jī dàn huā］
10－591	辣对［lajdeij］	麻风草根［má fēng cǎo gēn］
10－592	都久巴［duhgiujbyaj］	马棘［mǎ jí］
10－593	甩怀［gyoijvaiz］	山芭蕉子［shān bā jiāo zǐ］

续表

编码	壮名［壮文］	中文名［汉语拼音］
10－594	扁豆巴［bendouzbyaj］	山扁豆［shān biǎn dòu］
10－595	棵良鹛［goriengyiuh］	鸢尾［yuān wěi］
10－596	酒饼木［faexbengqlaeu］	酒饼木［jiǔ bǐng mù］
10－597	卜能盆［bugnaengbwn］	橘红［jú hóng］
10－598	堵从马［duzcoengmax］	马鬃蛇［mǎ zōng shé］
10－599	螺旋藻［lozsenzcauj］	螺旋藻［luó xuán zǎo］
10－600	边邦灵［betbaklig/bahdou］	巴豆［bā dòu］
10－601	火把果［hojbajgoj］	火把果［huǒ bǎ guǒ］
10－602	猛瓜［moeggva］	番木瓜［fān mù guā］
10－603	通调啰林雅［yw diuzdoeng roenraemx］	通调水道药［tōng tiáo shuǐ dào yào］
10－604	棵三旁［gosambak］	三白草［sān bái cǎo］
10－605	棍挤宰［gutgyizcaiz］	石韦［shí wéi］
10－606	码林柔［mbarinraeuz］	滑石［huá shí］
10－607	莲半明［lienzbuenqmbiengj］	半边莲［bàn biān lián］
10－608	勾并［gaeubingj］	金沙藤［jīn shā téng］
10－609	港恩［gangzngwd］	扛板归［káng bǎn guī］
10－610	棵垄忍［golungzraemx］	过塘蛇［guò táng shé］
10－611	碰奴［byaeknu］	连钱草［lián qián cǎo］
10－612	楣巴个［mbawbakgawq］	猪殃殃［zhū yāng yang］
10－613	督跌打［duhdezdaj］	丁香茄子［dīng xiāng qié zi］
10－614	门心红［maenzsimhoengz］	红大戟［hóng dà jǐ］
10－615	冷朋岜［lwgbaegbya］	商陆［shāng lù］
10－616	华拉巴［valahbah］	五爪金龙［wǔ zhǎo jīn lóng］
10－617	溶随滇［rumseidiet］	海金沙［hǎi jīn shā］
10－618	碰堆［byaekdeih］	荠菜［jì cài］
10－619	美甲木［faexgyamx］	假蓝根［jiǎ lán gēn］
10－620	假茼蒿［gyajdoengzhau］	假茼蒿［jiǎ tóng hāo］
10－621	牙底马［nyadaezmx］	车前草［chē qián cǎo］
10－622	海藻［haijcauj］	海藻［hǎi zǎo］
10－623	浮天因［fouxdinh］	石兰［shí lán］

续表

编码	壮名［壮文］	中文名［汉语拼音］
10－624	海带［haijdai］	海带［hǎi dài］
10－625	棵泽泻［gocwzse］	泽泻［zé xiè］
10－626	壤哈［laghaz］	茅根［máo gēn］
10－627	壤邋［ragla］	山菠萝［shān bō luó］
10－628	勾木通［gouhmuzdungh］	白木通［bái mù tōng］
10－629	棍要龙［gutnyaujlungz］	海南海金沙［hǎi nán hǎi jīn shā］
10－630	棵卡燕［goga'enq］	琉璃草［liú lí cǎo］
10－631	都扁［duhbenj］	杭子梢［háng zǐ shāo］
10－632	棵厄因［go'ngwzrin］	小石韦［xiǎo shí wéi］
10－633	通调双啰雅［yw diuzdoeng songloh］	通调两路药［tōng tiáo liǎng lù yào］
10－634	通调啰垄雅［yw diuzdoeng lohlungz］	通调龙路药［tōng tiáo lóng lù yào］
10－635	壤等钱/排钱草/龙鳞草根 ［gaeumuengxbya］	排钱草［pái qián cǎo］/ 龙鳞草根［lóng lín cǎo gēn］
10－636	棵点镇［godienzcaet］	三七［sān qī］/田七［tián qī］
10－637	华三镇［vasamcaet］	三七花［sān qī huā］
10－638	盟三镇［mbawsamcaet］	三七叶［sān qī yè］
10－639	榧勒垄［faexlwedlungz］	剑叶龙血树［jiàn yè lóng xuè shù］
10－640	美嘞垄［faexlwedlungz］	龙血竭［lóng xuè jié］
10－641	管牙［gonzya］	滇桂艾纳香［diān guì ài nà xiāng］
10－642	埃闷［ngaihmwnj］	益母草［yì mǔ cǎo］
10－643	勾柄喇［gaeubengzlaz］	大血藤［dà xuè téng］
10－644	棵接骼［gociepndok］	大驳骨［dà bó gǔ］
10－645	哈昌僧［hazcangswngh］	小驳骨［xiǎo bó gǔ］
10－646	京昆［ginghgvun］	莪术［é zhú］
10－647	埃丁聘［ngaihdinbit］	刘寄奴［liú jì nú］
10－648	兴三镇［hingsamcaet］	三七姜［sān qī jiāng］
10－649	勾巡哄［gouhcunqhungj］	黑老虎［hēi lǎo hǔ］
10－650	勾钻依［gaeucuenqiq］	南五味子根［nán wǔ wèi zǐ gēn］
10－651	勾勒容［gaeulwedrumz］	红穿破石［hóng chuān pò shí］
10－652	美定［meidingj］	红鱼眼［hóng yú yǎn］

续表

编码	壮名［壮文］	中文名［汉语拼音］
10－653	猛梦［maengmbaek］	战骨［zhàn gǔ］
10－654	勾泥［gaeuni］	买麻藤［mǎi má téng］
10－655	壤现［raghenj］	黄根［huáng gēn］
10－656	门谋断［maenzmouduenh］	薯莨［shǔ liáng］
10－657	棵斑［gobanh］	苎麻根［zhù má gēn］
10－658	华槐［vavaiz］	槐花［huái huā］
10－659	芒槐［makvaiz］	槐角［huái jiǎo］
10－660	牙猜骂［nyacaijmaj］	仙鹤草［xiān hè cǎo］
10－661	捧吞［bangjdunh］	玉郎伞［yù láng sǎn］
10－662	美色根［faexcaekgaen］	朱砂根［zhū shā gēn］
10－663	扣塔红［gaeujdaphoengz］	断血流［duàn xuè liú］
10－664	棵盆共［gobwnguk］	山香［shān xiāng］
10－665	督芒谋［duhmakmou］	黄皮血藤［huáng pí xuè téng］
10－666	勾烈［gaeulez］	络石藤［luò shí téng］
10－667	盟银杏［mbawyinzhing］	银杏叶［yín xìng yè］
10－668	鲁耳铃［luzwjlingz］	六棱菊［liù léng jú］
10－669	蹦乐［baeklaeg］	三加［sān jiā］
10－670	督铃麻［duhlingzma］	农吉利［nóng jí lì］
10－671	能榧丁聘［naengfaexdinbit］	鸭脚木皮［yā jiǎo mù pí］
10－672	美苏劳［faexculaux］	大叶紫珠［dà yè zǐ zhū］
10－673	棵遂冗［gosaejrumz］	大叶蒟［dà yè jǔ］
10－674	棵芒难［gomaknat］	羊开口［yáng kāi kǒu］
10－675	棵端豪［godonhhau］	白花丹［bái huā dān］
10－676	勒可［lwggwz］	天茄子［tiān qié zǐ］
10－677	龙须草［baekcinj］	龙须草［lóng xū cǎo］
10－678	倒生根［gutfaz］	倒生根［dǎo shēng gēn］
10－679	勾钻依［gaeucuenqiq］	小钻［xiǎo zuàn］
10－680	美勒垄［faexlwedlungz］	龙血树［lóng xuè shù］
10－681	勾勒吩［gaeulwedfonx］	大果油麻藤［dà guǒ yóu má téng］
10－682	堵平［duzbing］	蚂蟥［mǎ huáng］

续表

编码	壮名［壮文］	中文名［汉语拼音］
10－683	底奉［dizfwngj］	华凤仙［huá fèng xiān］
10－684	楣甘课［mbawgaemhgaet］	木蜡树［mù là shù］
10－685	樟叶木防己［canghyez muzfangzgij］	樟叶木防己［zhāng yè mù fáng jǐ］
10－686	华如龙［varuzlungz］	红龙船花［hóng lóng chuán huā］
10－687	哈良拔［hazriengbya］	旱田草［hàn tián cǎo］
10－688	白花苋［sauxloed］	白花苋［bái huā xiàn］
10－689	芒美扔［makfaexraek］	喜树［xǐ shù］
10－690	美通赫［faexdunghhwj］	野烟叶［yě yān yè］
10－691	勾钻洪［gaeucuenqhung］	大钻［dà zuàn］
10－692	牙吧［nyaba］	小窃衣［xiǎo qiè yī］
10－693	白叮比［byaekdinbit］	鸭脚菜［yā jiǎo cài］
10－694	通调啰虎雅［yw diuzdoeng lohhuj］	通调火路药［tōng tiáo huǒ lù yào］
10－695	棵剩裸［gocaengloj］	两面针［liǎng miàn zhēn］
10－696	尽榄［gimjlamz］	金果榄［jīn guǒ lǎn］
10－697	竞闲［gingjhen］	郁金［yù jīn］
10－698	棵七多［gocaetdoh］	汉桃叶［hàn táo yè］
10－699	邦浪唤［baklaghomj］	徐长卿［xú cháng qīng］
10－700	榠支练［faexcwhlen］	鹰不扑［yīng bù pū］
10－701	勾丛［ganeusongx］	宽筋藤［kuān jīn téng］
10－702	棵烟银［goyietnyinz］	舒筋草［shū jīn cǎo］
10－703	勾断［gaeudonj］	广海风藤［guǎng hǎi fēng téng］
10－704	牙要秒［nya'nyaujmeuz］	猫爪草［māo zhuǎ cǎo］
10－705	厄混岜［ngwzvunzbya］	白花蛇［bái huā shé］
10－706	厄金好［ngwzgimheux］	金环蛇［jīn huán shé］
10－707	厄害［ngwzhaij］	海蛇［hǎi shé］
10－708	甲虽［gyapsae］	牡蛎［mǔ lì］
10－709	门崩茂［maengzbaegmbouj］	金不换薯［jīn bú huàn shǔ］
10－710	良给端［rienggaeqdon］	灯盏细辛［dēng zhǎn xì xīn］
10－711	芒抗岜［makgakbya］	地枫皮［dì fēng pí］
10－712	棵千金［gociengim］	马尾千金草［mǎ wěi qiān jīn cǎo］

续表

编码	壮名［壮文］	中文名［汉语拼音］
10—713	堵表［duzbiux］	竹蜂［zhú fēng］
10—714	美杉［faexcamq］	杉木叶［shā mù yè］/杉木［shā mù］
10—715	迷迭香［mizdezyangh］	迷迭香［mí dié xiāng］
10—716	难涌［namjnyungz］	丁茄根［dīng qié gēn］
10—717	山竹青蛇［sanhcuzcinghsez］	山竹青蛇［shān zhú qīng shé］
10—718	棵烟银［goietnyinz］	伸筋藤［shēn jīn téng］/伸筋草［shēn jīn cǎo］
10—719	勾吼耨［gaeuhouznou］	铁包金［tiě bāo jīn］
10—720	及堵林［duzgiplimh］	穿山甲［chuān shān jiǎ］
10—721	邦浪唤［baklaghomj］	了刁竹［liǎo diāo zhú］
10—722	勾门甲［gouhmaenzgya］	盒果藤［hé guǒ téng］
10—723	涯转感［nyacienjgamj］	马毛千金草［mǎ máo qiān jīn cǎo］
10—724	息挡［sipndangj］	蜈蚣［wú gōng］
10—725	堵断［duzndwen］	蚯蚓［qiū yǐn］
10—726	能唝酬［naenggoepsou］	黑眶蟾蜍［hēi kuàng chán chú］
10—727	舌［caw］	珍珠母［zhēn zhū mǔ］/珍珠［zhēn zhū］
10—728	冷克金［lwggaetgim］	刺天茄［cì tiān qié］
10—729	羊呀灭［yiengzyahmbej］	青葙［qīng xiāng］
10—730	棵莲因［golienzrin］	水八角［shuǐ bā jiǎo］
10—731	勾麻豪［gaeumbahau］	白粉藤［bái fěn téng］
10—732	棵苏木［gosoqmoeg］	苏木［sū mù］
10—733	雅病巧坞［yw bingh ukgyaeuj］	治巧坞病药［zhì qiǎo wù bìng yào］
10—734	勾刮欧［gaeugvaqngaeu］	钩藤［gōu téng］
10—735	勾粟［gaeulij］	首乌藤［shǒu wū téng］
10—736	棵息忍［gosipraemx］	石菖蒲［shí chāng pú］
10—737	芒嘿桃［makhwzdauz］	核桃仁［hé táo rén］
10—738	扪灯草［mwnhdwnghcauj］	灯心草［dēng xīn cǎo］
10—739	砂红［sahoengz］	朱砂［zhū shā］
10—740	至息梅［cijsaepmei］	上树蜈蚣［shàng shù wú gōng］
10—741	棵菖蒲［gocanghbuj］	水菖蒲［shuǐ chāng pú］

续表

编码	壮名［壮文］	中文名［汉语拼音］
10—742	白旨谋［byaekcikmou］	猪牙皂［zhū yá zào］
10—743	其余［gizyawz］	其他类［qí tā lèi］
10—744	涯林子［nyalinzswj］	大蓟［dà jì］
10—745	余地豪［yizdihau］	地榆［dì yú］
10—746	柏变［bekbenj］	侧柏叶［cè bǎi yè］
10—747	芒难［maknat］	野牡丹［yě mǔ dān］
10—748	腊国邑［lazgoekbyaj］	山油麻［shān yóu má］
10—749	棵有丛［goyouzcoeng］	芦荟［lú huì］
10—750	细竹蒿草［gepmbengx］	细竹蒿草［xì zhú hāo cǎo］
10—751	棵懂豪［godungzhau］	白背桐［bái bèi tóng］
10—752	棵白及［gobwzgiz］	白及［bái jí］
10—753	棵懂盆［godungzbwn］	毛桐［máo tóng］
10—754	雅尹［yw in］	止痛药［zhǐ tòng yào］
10—755	猛崩茂［maengzbaegmbouj］	山乌龟［shān wū guī］
10—756	棵审小［gocaemhseuj］	老虎刺［lǎo hǔ cì］
10—757	勾百拉［gaeubakrag］	卵叶娃儿藤［luǎn yè wá ér téng］
10—758	镇懂［caetndungz］	蜘蛛香［zhī zhū xiāng］
10—759	棵楣息［gombawsip］	一枝蒿［yī zhī hāo］ / 雪上一枝蒿［xuě shàng yī zhī hāo］
10—760	芽埃［nyahngai］	端午艾［duān wǔ ài］
10—761	扣层搂［goujcaengzlaeuz］	山薄荷［shān bò he］
10—762	些榾瞒［cehfaexman］	蔓荆［màn jīng］
10—763	颠茄［denhgez］	颠茄［diān qié］
10—764	雅打暖［yw dajnon］	打虫药［dǎ chóng yào］
10—765	招就［caebceuj］	土荆芥［tǔ jīng jiè］
10—766	勾挡［gaeudangz］	风车子［fēng chē zǐ］
10—767	美楝［faexrenh］	苦楝树［kǔ liàn shù］
10—768	黄中［vuengzcungh］	硫黄［liú huáng］
10—769	美难［faexnan］	苹婆［píng pó］
10—770	雅收涩［yw sousaep］	收涩药［shōu sè yào］

续表

编码	壮名〔壮文〕	中文名〔汉语拼音〕
10－771	医骆相〔yw ndok sieng〕	跌打王〔diē dǎ wáng〕
10－772	棵滚〔gogunz〕	稔果〔rěn guǒ〕
10－773	芒十楼〔maksigloux〕	石榴皮〔shí liu pí〕
10－774	甲堵邀特注〔gyamqduznyauh dwk gyu〕	咸虾皮〔xián xiā pí〕
10－775	美恩投〔faexandou〕	算盘子〔suàn pán zǐ〕
10－776	壤棵旺〔raggovengj〕	金樱根〔jīn yīng gēn〕
10－777	弄么雨〔ndukmaeg'yiz〕	海螵蛸〔hǎi piāo xiāo〕
10－778	恩摸昆〔aenmoedgunj〕	毛果算盘子〔máo guǒ suàn pán zǐ〕
10－779	勾呀〔gaeunyap〕	锡叶藤〔xī yè téng〕
10－780	美尼〔faexni〕	椿白皮〔chūn bái pí〕
10－781	雅罗佣〔yw rog yungh〕	外用药〔wài yòng yào〕
10－782	博落回〔gocenhluij〕	博落回〔bó luò huí〕
10－783	腿别〔daezmbe〕	羊蹄〔yáng tí〕
10－784	棵恨磨〔gohaemhmo〕	飞机草〔fēi jī cǎo〕
10－785	天蒜〔soijfa〕	天蒜〔tiān suàn〕
10－786	勾扒〔gaeubat〕	白薯莨〔bái shǔ liáng〕
10－787	偶刮巴〔ngouxgvaqbyah〕	一碗泡〔yī wǎn pào〕
10－788	约喊脸〔yokhanzlenz〕	金莲花〔jīn lián huā〕
10－789	棵芒叫〔gomakgyouh〕	油桐〔yóu tóng〕
10－790	匹麻捻〔baetma'nen〕	黄花母〔huáng huā mǔ〕
10－791	勾没闲〔gaeumeihen〕	雷公藤〔léi gōng téng〕
10－792	三钱三〔samcienzsam〕	三钱三〔sān qián sān〕 / 黄杜鹃根〔huáng dù juān gēn〕
10－793	勾呃摁〔gaeunguenx〕	断肠草〔duàn cháng cǎo〕
10－794	威陇〔vaetlungz〕	火殃勒〔huǒ yāng lè〕
10－795	雅妈女佣〔yw mehmbwk yungh〕	妇科用药〔fù kē yòng yào〕
10－796	棵西则〔gocihcwz〕	五指毛桃〔wǔ zhǐ máo táo〕
10－797	棵散勒〔gosanlwed〕	血党〔xuè dǎng〕
10－798	芒雷〔maklaeq〕	石栗子〔shí lì zǐ〕
10－799	茸昆〔roeggut〕	红毛鸡〔hóng máo jī〕

续表

编码	壮名［壮文］	中文名［汉语拼音］
10－800	刚亮来［gangliengjraiz］	走马风［zǒu mǎ fēng］
10－801	约邀［yoknyauh］	虾子花［xiā zǐ huā］
10－802	埃闷［ngaihmwnj］	益母草［yì mǔ cǎo］
10－803	棵三角［gosamgak］	三棱草［sān léng cǎo］
10－804	给昐［gaeqfonx］	乌骨鸡［wū gǔ jī］
10－805	雅勒爷佣［yw lwgnyez yungh］	儿科用药［ér kē yòng yào］
10－806	棵凉麻［goriengma］	兔尾草［tù wěi cǎo］
10－807	芽土假［nya'ndukgyaj］	黄珠子草［huáng zhū zǐ cǎo］
10－808	门钱娘［maenzcenzndengx］	金钱吊芙蓉［jīn qián diào fú róng］
10－809	对给［dawgaeq］	鸡肾皮［jī shèn pí］
10－810	都决疳［doeggekgam］	独脚金［dú jiǎo jīn］
10－811	棵敢［gohgamh］	紫背金牛［zǐ bèi jīn niú］
10－812	雅五官科佣［yw vujgvanhgoh yungh］	五官科用药［wǔ guān kē yòng yào］
10－813	牙探妥［nyadamjdoj］	小笔筒草［xiǎo bǐ tǒng cǎo］
10－814	柑犸骝［gammaxlaeuz］	山橘子［shān jú zi］
10－815	雅火冬［ywhojdoeng］	毛冬青［máo dōng qīng］
10－816	棵灯笼［godaengloengz］	三角泡［sān jiǎo pào］
10－817	五色约［hajsaekyok］	五色梅［wǔ sè méi］
10－818	棵榄［golamz］	假蓝靛［jiǎ lán diàn］
10－819	雅相佣［yw sieng yungh］	伤科用药［shāng kē yòng yào］
10－820	叠钱盆［daebcienzbwn］	毛排钱［máo pái qián］
10－821	美黄连［faexvuengzlienz］	小功劳［xiǎo gōng láo］
10－822	都闷邀［duhmumqnyauq］	虾须豆［xiā xū dòu］
10－823	尾烂［vitndanq］	射尿蛙［shè niào wā］
10－824	温胴谋［oendungxmou］	山石榴［shān shí liu］
10－825	容门豪［rongzmoedhauj］	土垄大白蚁集［tǔ lǒng dà bái yǐ cháo］
10－826	剩咯金［caenglojbwn］	毛两面针［máo liǎng miàn zhēn］
10－827	棵骼给［go'ndokgaeq］	毛鸡骨草［máo jī gǔ cǎo］
10－828	勾随方［gaeuseiqfueng］ ／ 勾绥林［gaeuseiqlimq］	四方藤［sì fāng téng］

续表

编码	壮名 [壮文]	中文名 [汉语拼音]
10—829	茶脘 [cazvan]	甜茶藤 [tián chá téng]
10—830	忍霉谋 [raemxmbeimou]	猪胆汁 [zhū dǎn zhī]
10—831	满谋 [mumxmou]	猪胰 [zhū yí]
10—832	码林柔 [mbarinraeuz]	滑石粉 [huá shí fěn]
10—833	芒不 [makbup]	薜荔 [bì lì]
10—834	棵榧含 [gofaexhaemz]	苦木 [kǔ mù]
10—835	神船华 [cimcuenva]	穿花针 [chuān huā zhēn]
10—836	棵社慢 [goseqmanh]	九龙盘 [jiǔ lóng pán]
10—837	堵兜老 [duzdaeuhlaux]	土鳖虫 [tǔ biē chóng]
10—838	漂洪 [biuzhung]	大浮萍 [dà fú píng]
10—839	勒要给 [lwgnyaujgaeq]	万寿果 [wàn shòu guǒ]
10—840	芒山楂 [maksanhcah]	广山楂 [guǎng shān zhā]
10—841	勾温钩 [gaeuoenngaeu]	广钩藤 [guǎng gōu téng]
10—842	盟甘课 [mbawgaemhgaet]	小蜡树叶 [xiǎo là shù yè]
10—843	壤补龙 [ragbujlungz]	天花粉 [tiān huā fěn]
10—844	些木变 [cehmoegbiet]	木鳖子 [mù biē zǐ]
10—845	勾拿 [gaeuna]	五指那藤 [wǔ zhǐ nà téng]
10—846	棵郁金 [goyiginh]	毛郁金 [máo yù jīn]
10—847	卜能盆 [bugnaengbwn]	化橘红 [huà jú hóng]
10—848	勾弄林 [gaeuroeklimq]	六方藤 [liù fāng téng]
10—849	冷啦卖 [lwglazmaij]	火麻仁 [huǒ má rén]
10—850	老朋忍 [lauxbaegraemx]	水田七 [shuǐ tián qī]
10—851	棵亮忍 [goliengjraemx]	水罗伞 [shuǐ luó sǎn]
10—852	银花忍 [ngenzvaraemx]	水银花 [shuǐ yín huā]
10—853	堵平 [duzbing]	水蛭 [shuǐ zhì]
10—854	茶盟熔 [cazmbawrongh]	石崖茶 [shí yá chá]
10—855	兴 [hing]	生姜 [shēng jiāng]
10—856	陈样夺 [cinzyangjdoq]	白木香 [bái mù xiāng]
10—857	厄混邑 [ngwzvunzbya]	白花蛇 [bái huā shé]
10—858	壤哈 [raghaz]	白茅根 [bái máo gēn]

续表

编码	壮名［壮文］	中文名［汉语拼音］
10－859	楣银杏 [bwzgoj]	白果 [bái guǒ]
10－860	冷蛮仿 [lwgmanfangz]	瓜蒌 [guā lóu]
10－861	动哈 [doengjha]	鸟不企 [niǎo bù qǐ]
10－862	棍断 [gutdonj]	半边旗 [bàn biān qí]
10－863	勾晕 [gaeuvinj]	边缘罗裙子 [biān yuán luó qún zǐ]
10－864	督断 [duzndwen]	地龙 [dì lóng]
10－865	牙万叻 [nyavetrwz]	地耳草 [dì ěr cǎo]
10－866	勾拢 [gaeulumx]	过岗龙 [guò gǎng lóng]
10－867	勾动撩 [gaeudukheu]	尖山橙 [jiān shān chéng]
10－868	棵盟泯 [gombawmid]	光石韦 [guāng shí wéi]
10－869	美巧怀 [faexgyaeuqvaiz]	丢了棒根 [diū le bàng gēn]
10－870	勾勒容 [gaeulwedrumz]	血风藤 [xuè fēng téng]
10－871	美中吞 [faexcungdwnh]	阴香皮 [yīn xiāng pí]
10－872	盟楞红 [mbawlaenghoengz]	红背桂 [hóng bèi guì]
10－873	棵壤红 [goraghoengz]	红根草 [hóng gēn cǎo]
10－874	盟劲 [mbawging]	牡荆叶 [mǔ jīng yè]
10－875	棵能现 [gonaenghenj]	秃叶黄柏 [tū yè huáng bǎi]
10－876	芒佛手 [makfuzsouj]	佛手 [fó shǒu]
10－877	不奎 [byukgvi]	龟甲 [guī jiǎ]
10－878	牙函 [nyahom]	灵香草 [líng xiāng cǎo]
10－879	华闷擂 [vamaedleih]	茉莉花 [mò lì huā]
10－880	壤闷擂 [ragmaedleih]	茉莉根 [mò lì gēn]
10－881	盟比巴 [mbawbizbaz]	枇杷叶 [pí pá yè]
10－882	壤棵沙 [raggosa]	构树根 [gòu shù gēn]
10－883	海带 [haijdai]	昆布 [kūn bù]
10－884	棵培兰 [gobeilanh]	佩兰 [pèi lán]
10－885	堵平怀 [duzbingvaiz]	金边蚂蟥 [jīn biān mǎ huáng]
10－886	茶花现 [cazvahenj]	金花茶叶 [jīn huā chá yè]
10－887	美屯 [faexdwnz]	面条树叶 [miàn tiáo shù yè]
10－888	勾温秒 [gaeuoenmeuz]	南蛇簕 [nán shé lè]

续表

编码	壮名 [壮文]	中文名 [汉语拼音]
10—889	棵厚朴 [gohoubuj]	厚朴 [hòu pò]
10—890	棵楝依 [gorenh'iq]	鸦胆子 [yā dǎn zǐ]
10—891	勾盘 [gaeuban]	扁担藤 [biǎn dan téng]
10—892	楣芒开 [mbawmakgai]	扁桃叶 [biǎn táo yè]
10—893	溶莲 [rumliengz]	荷莲豆草 [hé lián dòu cǎo]
10—894	棵塔桐 [godaebdoengz]	笔管草 [bǐ guǎn cǎo]
10—895	棵凉粉 [goliengzfaenj]	凉粉草 [liáng fěn cǎo]
10—896	棵海桐 [gohaijdoengz]	海金子 [hǎi jīn zǐ]
10—897	平海 [binghaij]	海参 [hǎi shēn]
10—898	棵想 [gosiengz]	桑寄生 [sāng jì shēng]
10—899	茶思现 [cazcwzhenj]	黄牛木叶 [huáng niú mù yè]
10—900	棵习明 [gocizmingz]	菥蓂 [xī mì]
10—901	茶完 [cazvan]	甜茶 [tián chá]
10—902	督秒 [duhmeuz]	猫豆 [māo dòu]
10—903	库华牛 [gutvaniuj]	旋覆花 [xuán fù huā]
10—904	棵送梅 [gosoemjmeiq]	酢浆草 [cù jiāng cǎo]
10—905	楣紫苏 [mbawswjsuh]	紫苏叶 [zǐ sū yè]
10—906	胎盘 [daihbanz]	紫河车 [zǐ hé chē]
10—907	碾沐 [nengzmug]	蛞蝓 [kuò yú]
10—908	棵赪桐 [gocwnhdoengz]	赪桐 [chēng tóng]
10—909	糖陆 [dangzrwi]	蜂蜜 [fēng mì]
10—910	雅当老 [ywdanghlaux]	幌伞枫皮 [huǎng sǎn fēng pí]
10—911	棵强垠 [gogyangngoenz]	满山红 [mǎn shān hóng]
10—912	棵函博 [gohombo]	满山香 [mǎn shān xiāng]
10—913	些榧瞒 [cehfaexman]	蔓荆子 [màn jīng zǐ]
10—914	棵菲 [gofeq]	辣蓼 [là liǎo]
10—915	痛必灵 [dungbizlingz]	藤黄檀 [téng huáng tán]
10—916	能喷酬 [naenggoepsou]	蟾蜍皮 [chán chú pí]
10—917	驾逢 [gyapfw]	鳖甲 [biē jiǎ]
10—918	达筒 [daebdoengz]	木贼 [mù zéi]
10—919	沉香 [cinzyangh]	沉香 [chén xiāng]

11【壮医方剂】［Danyw Ywcuengh］

编码	壮名［壮文］	中文名［汉语拼音］
11—001	雅喃［ywraemx］	汤剂［tāng jì］
11—002	丸剂［ywyienz］	丸剂［wán jì］
11—003	雅散［ywsanq］	散剂［sǎn jì］
11—004	雅告［ywgau］	膏剂［gāo jì］
11—005	雅捻［ywnaed］	丹剂［dān jì］
11—006	雅偻［ywlaeuj］	酒剂［jiǔ jì］
11—007	雅喃孔［yw raemxgongj］	药露［yào lù］
11—008	雅本条［yw baenz diuz］	条剂［tiáo jì］
11—009	雅本线［yw baenz sienq］	线剂［xiàn jì］
11—010	雅贫敢［yw baenz gaemz］	锭剂［dìng jì］
11—011	雅罗木［yw roemz］	熏剂［xūn jì］
11—012	雅岁卅［yw swiq sab］	洗剂［xǐ jì］
11—013	雅蟹［ywnaengh］	坐剂［zuò jì］
11—014	雅引发［yw yinxfat］	导剂［dǎo jì］
11—015	煮灌［cawj gonq］	先煎［xiān jiān］
11—016	煮灵浪［cawj riengzlaeng］	后下［hòu xià］
11—017	众喃管肯［cung raemxgoenj gwn］	冲服［chōng fú］
11—018	溶喃管肯［yungz raemxgoenj gwn］	烊化［yáng huà］
11—019	呕旁渗煮［aeu baengz cumh cawj］	布包煎［bù bāo jiān］
11—020	佣喃煮［yungh raemx cawj］	代水煎［dài shuǐ jiān］
11—021	病根埃用方［danyw bingh roenhaeux］	谷道病用方［gǔ dào bìng yòng fāng］
11—022	山楂消食汤［sanhcah siuhsizdangh］	山楂消食汤［shān zhā xiāo shí tāng］
11—023	消积夜啼汤［siuhciz yedizdangh］	消积夜啼汤［xiāo jī yè tí tāng］
11—024	芦荟油茶汤［luzvei youzcazdangh］	芦荟油茶汤［lú huì yóu chá tāng］
11—025	红背酸笋汤［hungzbei sonhsunjdangh］	红背酸笋汤［hóng bèi suān sǔn tāng］
11—026	蜜糖饮［mizdangzyinj］	蜜糖饮［mì táng yǐn］
11—027	勾棉煮喃［gaeu maenz cawj dang］	红薯藤菜汤［hóng shǔ téng cài tāng］
11—028	清热止泻汤［cinghyez cijsedangh］	清热止泻汤［qīng rè zhǐ xiè tāng］

续表

编码	壮名〔壮文〕	中文名〔汉语拼音〕
11—029	盘子稔子散〔banzswj yinjswjsan〕	盘子稔子散〔pán zǐ rěn zǐ sǎn〕
11—030	二苋汤〔wsenqdangh〕	二苋汤〔èr xiàn tāng〕
11—031	银花枫叶汤〔yinzvah funghyezdangh〕	银花枫叶汤〔yín huā fēng yè tāng〕
11—032	凤尾炭母汤〔fung'veij danmujdangh〕	凤尾炭母汤〔fèng wěi tàn mǔ tāng〕
11—033	治上吐下泻汤〔yw raemx gwnz rueg laj siq〕	治上吐下泻汤〔zhì shàng tù xià xiè tāng〕
11—034	金娘凤尾功劳汤〔ginhniengz fung'veij gunghlauzdangh〕	金娘凤尾功劳汤〔jīn niáng fèng wěi gōng láo tāng〕
11—035	人苋凤尾汤〔yinzsen fung'veijdangh〕	人苋凤尾汤〔rén xiàn fèng wěi tāng〕
11—036	飞扬凤尾齿苋汤〔feihyangz fung'veij cijsendangh〕	飞扬凤尾齿苋汤〔fēi yáng fèng wěi chǐ xiàn tāng〕
11—037	盘子一点汤〔banzswj yizdenjdangh〕	盘子一点汤〔pán zǐ yī diǎn tāng〕
11—038	黑脚凤尾炭母汤〔hwzgyoz fung'veij danmujdangh〕	黑脚凤尾炭母汤〔hēi jiǎo fèng wěi tàn mǔ tāng〕
11—039	凤尾盘子葫芦汤〔fung'veij banzswj huzluzdangh〕	凤尾盘子葫芦汤〔fèng wěi pán zǐ hú lú tāng〕
11—040	金娘龙车算盘山羊汤〔ginhniengz lungzceh sonbanz sanhyangzdangh〕	金娘龙车算盘山羊汤〔jīn niáng lóng chē suàn pán shān yáng tāng〕
11—041	葫芦救必应汤〔huzluz giubizyingdangh〕	葫芦救必应汤〔hú lú jiù bì yìng tāng〕
11—042	凤尾忍冬汤〔fung'veij yinjdunghdangh〕	凤尾忍冬汤〔fèng wěi rěn dōng tāng〕
11—043	苦楝根皮汤〔gujlen gwnhbizdangh〕	苦楝根皮汤〔kǔ liàn gēn pí tāng〕
11—044	山柰丁归甘草汤〔sanhnai dinghgveih ganhcaujdangh〕	山柰丁归甘草汤〔shān nài dīng guī gān cǎo tāng〕
11—045	温中汤〔vwnhcunghdangh〕	温中汤〔wēn zhōng tāng〕
11—046	胡荽绿豆猪肚汤〔huzsuz luzdou cuhdudangh〕	胡荽绿豆猪肚汤〔hú shū lù dòu zhū dù tāng〕
11—047	瓜子生食饮〔gvahswj swnghsizyinj〕	瓜子生食饮〔guā zi shēng shí yǐn〕
11—048	贯众龙芽汤〔gvancung lungzyazdangh〕	贯众龙芽汤〔guàn zhòng lóng yá tāng〕
11—049	病条啰嘿用方〔danyw bingh lohheiq〕	气道病用方〔qì dào bìng yòng fāng〕

续表

编码	壮名［壮文］	中文名［汉语拼音］
11－050	山芝枇杷大鱼百草汤 ［sanhcih bizbaz dayiz bwzcaujdangh］	山芝枇杷大鱼百草汤 ［shān zhī pí pá dà yú bǎi cǎo tāng］
11－051	哥王甘草汤［gohvangz ganhcaujdangh］	哥王甘草汤［gē wáng gān cǎo tāng］
11－052	络冬青叶汤［lozdungh cinghyezdangh］	络冬青叶汤［luò dōng qīng yè tāng］
11－053	青马甘草汤［cinghmaj ganhcaujdangh］	青马甘草汤［qīng mǎ gān cǎo tāng］
11－054	黄皮公根冰糖汤 ［vangzbizgunghgwnh binhdangzdangh］	黄皮公根冰糖汤 ［huáng pí gōng gēn bīng táng tāng］
11－055	桉叶三草贯众汤 ［anhyez sanhcauj gvancungdangh］	桉叶三草贯众汤 ［ān yè sān cǎo guàn zhòng tāng］
11－056	鬼针一点甘蔗汤 ［gveijcinh yizdenj ganhcedangh］	鬼针一点甘蔗汤 ［guǐ zhēn yī diǎn gān zhè tāng］
11－057	玉叶板蓝贯众汤 ［yiyez banjlanz gvancungdangh］	玉叶板蓝贯众汤 ［yù yè bǎn lán guàn zhòng tāng］
11－058	五汁汤［vujcizdangh］	五汁汤［wǔ zhī tāng］
11－059	功劳百部枇甘汤 ［gunghlauz bwzbu bizganhdangh］	功劳百部枇甘汤 ［gōng láo bǎi bù pí gān tāng］
11－060	单雅唉得［danyw ae'ndat］	热咳方［rè ké fāng］
11－061	单雅唉腻［danyw ae'nit］	寒咳方［hán ké fāng］
11－062	铁包功劳穿破汤 ［dezbauh gunghlauz conhbodangh］	铁包功劳穿破汤 ［tiě bāo gōng láo chuān pò tāng］
11－063	铁包穿破出林汤 ［dezbauh conhbo cuzlinzdangh］	铁包穿破出林汤 ［tiě bāo chuān pò chū lín tāng］
11－064	抗痨补虚方 ［danyw ganglauz boujhawnyieg］	抗痨补虚方［kàng láo bǔ xū fāng］
11－065	鱼马一点肿节汤 ［yizmaj yizdenj cungjcezdangh］	鱼马一点肿节汤 ［yú mǎ yī diǎn zhǒng jié tāng］
11－066	百马一点出林汤 ［bwzmaj yizdenj cuzlinzdangh］	百马一点出林汤 ［bǎi mǎ yī diǎn chū lín tāng］
11－067	虎杖败酱功劳汤 ［hujcang baicieng gunghlauzdangh］	虎杖败酱功劳汤 ［hǔ zhàng bài jiàng gōng láo tāng］

续表

编码	壮名［壮文］	中文名［汉语拼音］
11—068	仙桃花汤［senhdauzvahdangh］	仙桃花汤［xiān táo huā tāng］
11—069	寒证哮喘方［danyw haebgyawh binghnit］	寒证哮喘方［hán zhèng xiào chuǎn fāng］
11—070	小儿咳喘方［danyw lwgnyez haebgyawh］	小儿咳喘方［xiǎo ér ké chuǎn fāng］
11—071	马鞭鱼腥黄花汤 ［majbenh yizsingh vangzvahdangh］	马鞭鱼腥黄花汤 ［mǎ biān yú xīng huáng huā tāng］
11—072	半仙出林汤［bansenh cuzlinzdangh］	半仙出林汤［bàn xiān chū lín tāng］
11—073	鹅绸腥草汤［ngozcouz singhcaujdangh］	鹅绸腥草汤［é chóu xīng cǎo tāng］
11—074	部枇节草汤［bubiz cezcaujdangh］	部枇节草汤［bù pí jié cǎo tāng］
11—075	鹅不食鱼腥汤 ［ngozbuzsiz yizsinghdangh］	鹅不食鱼腥汤［é bù shí yú xīng tāng］
11—076	磨盘枇叶甘蔗汤 ［mobanz bizyez ganhcedangh］	磨盘枇叶甘蔗汤 ［mò pán pí yè gān zhè tāng］
11—077	病啰林用方［danyw bingh roenraemx］	水道病用方［shuǐ dào bìng yòng fāng］
11—078	白大金车吊甘汤 ［bwzda ginhceh diuganhdangh］	白大金车吊甘汤 ［bái dà jīn chē diào gān tāng］
11—079	玉白灯木肾茶汤［yibwz dwnghmuz sin- cazdangh］	玉白灯木肾茶汤［yù bái dēng mù shèn chá tāng］
11—080	凤尾二莲汤［fung'veij wlenzdangh］	凤尾二莲汤［fèng wěi èr lián tāng］
11—081	苍九海鬼六月汤 ［canghgiuj haijgveij luzyezdangh］	苍九海鬼六月汤 ［cāng jiǔ hǎi guǐ liù yuè tāng］
11—082	一点六月参归汤 ［yizdenj luzyez sinhgveihdangh］	一点六月参归汤 ［yī diǎn liù yuè shēn guī tāng］
11—083	凤尾灯木银肾汤 ［fung'veij dwnghmuz yinzsindangh］	凤尾灯木银肾汤 ［fèng wěi dēng mù yín shèn tāng］
11—084	鬼刺石油一点桉鞋汤 ［gveijsw sizyouz yizdenj anhhaizdangh］	鬼刺石油一点桉鞋汤 ［guǐ cì shí yóu yī diǎn ān xié tāng］
11—085	樟柳逐水汤［canghliuj cuzsuijdangh］	樟柳逐水汤［zhāng liǔ zhú shuǐ tāng］
11—086	凤尾金沙肾茶汤 ［fung'veij ginhsah sincazdangh］	凤尾金沙肾茶汤 ［fèng wěi jīn shā shèn chá tāng］

续表

编码	壮名［壮文］	中文名［汉语拼音］
11—087	车前玉苇通肾汤 ［cehcenz yiveiz dunghsindangh］	车前玉苇通肾汤 ［chē qián yù wěi tōng shèn tāng］
11—088	透骨滑肾汤［douguz vazsindangh］	透骨滑肾汤［tòu gǔ huá shèn tāng］
11—089	石淋方［sizlinzfangh］/ 四金汤［swginhdangh］	石淋方［shí lín fāng］/四金汤［sì jīn tāng］
11—090	白石三草汤［bwzsiz sanhcaujdangh］	白石三草汤［bái shí sān cǎo tāng］
11—091	千斤黄花汤［cenhginh vangzvahdangh］	千斤黄花汤［qiān jīn huáng huā tāng］
11—092	杜腰金味汤［duyauh ginhveidangh］	杜腰金味汤［dù yāo jīn wèi tāng］
11—093	四根汤［swgwnhdangh］	四根汤［sì gēn tāng］
11—094	三木汤［sanhmuzdangh］	三木汤［sān mù tāng］
11—095	芭蕉皮汤［raemx naenggyoij］	芭蕉皮汤［bā jiāo pí tāng］
11—096	风艾青蒿汤［fungh'ai cinghhauhdangh］	风艾青蒿汤［fēng ài qīng hāo tāng］
11—097	蛤蟆方［hahmazfangh］	蛤蟆方［há má fāng］
11—098	老君丹方［laujginhdanhfangh］	老君丹方［lǎo jūn dān fāng］
11—099	单雅啰垄啰虎［danyw lohlungz lohhuj］	龙路火路病用方 ［lóng lù huǒ lù bìng yòng fāng］
11—100	石钩银板肝菜汤 ［sizgouh yinzbanj ganhcaidangh］	石钩银板肝菜汤 ［shí gōu yín bǎn gān cài tāng］
11—101	金牛丸［ginhniuzvanz］	金牛丸［jīn niú wán］
11—102	重楼七叶不换汤 ［cungzlouz cizyez buvandangh］	重楼七叶不换汤 ［chóng lóu qī yè bú huàn tāng］
11—103	救楼两鸡附蛸汤 ［giulouz liengjgih fusiuhdangh］	救楼两鸡附蛸汤 ［jiù lóu liǎng jī fù xiāo tāng］
11—104	单雅胴尹胴腻 ［danyw dungxin dungxnit］	胃寒痛方［wèi hán tòng fāng］
11—105	二皮二核小茴汤 ［wbiz whwz siujveizdangh］	二皮二核小茴汤 ［èr pí èr hé xiǎo huí tāng］
11—106	齿叶泥花草汤［cijyezniz vahcaujdangh］	齿叶泥花草汤［chǐ yè ní huā cǎo tāng］
11—107	过江通城汤 ［go'gyangh dunghcwngzdangh］	过江通城汤［guò jiāng tōng chéng tāng］

续表

编码	壮名［壮文］	中文名［汉语拼音］
11－108	枫荷二藤汤［funghhoz wdwngzdangh］	枫荷二藤汤［fēng hé èr téng tāng］
11－109	血余田七止血方 ［hezyiz denzciz cijhezfangh］	血余田七止血方 ［xuè yú tián qī zhǐ xiě fāng］
11－110	单雅喔噫嘞［danyw okhaexlwed］	大便出血方［dà biàn chū xiě fāng］
11－111	旱莲五倍汤［hanlenz vujbeidangh］	旱莲五倍汤［hàn lián wǔ bèi tāng］
11－112	功劳大仙汤［gunghlauz dasenhdangh］	功劳大仙汤［gōng láo dà xiān tāng］
11－113	四草汤［swcaujdangh］	四草汤［sì cǎo tāng］
11－114	大白五扁汤［dabwz vujbenjdangh］	大白五扁汤［dà bái wǔ biǎn tāng］
11－115	田七两面汤［denzciz liengjmendangh］	田七两面汤［tián qī liǎng miàn tāng］
11－116	不换美人蕉汤［buvan meijyinzciuhdangh］	不换美人蕉汤［bú huàn měi rén jiāo tāng］
11－117	芦荟方［luzveifangh］	芦荟方［lú huì fāng］
11－118	玉米花透骨汤［yimijvah douguzdangh］	玉米花透骨汤［yù mǐ huā tòu gǔ tāng］
11－119	五月仙鹤莲草汤 ［vujyez senhhoz lenzcaujdangh］	五月仙鹤莲草汤 ［wǔ yuè xiān hè lián cǎo tāng］
11－120	大叶紫珠方［dayez swjcuhfangh］	大叶紫珠方［dà yè zǐ zhū fāng］
11－121	扶芳藤方［danyw gaeundaux］	扶芳藤方［fú fāng téng fāng］
11－122	扶芳仙鹤止血方 ［fuzfangh senhhoz cijhezfangh］	扶芳仙鹤止血方 ［fú fāng xiān hè zhǐ xiě fāng］
11－123	铁树藕节方［dezcu oujcezfangh］	铁树藕节方［tiě shù ǒu jié fāng］
11－124	痧症用方［danyw baenzsa］	痧症用方［shā zhèng yòng fāng］
11－125	三山金柴汤［sanhsanh ginhcaizdangh］	三山金柴汤［sān shān jīn chái tāng］
11－126	单雅贫痧坛［danyw baenz sa'ndat］	热痧病方［rè shā bìng fāng］
11－127	单雅贫痧腻［danyw baenz sanit］	寒痧病方［hán shā bìng fāng］
11－128	古羊凤尾汤［gujyangz fung'veijdangh］	古羊凤尾汤［gǔ yáng fèng wěi tāng］
11－129	古山两马汤［gujsanh liengjmajdangh］	古山两马汤［gǔ shān liǎng mǎ tāng］
11－130	单雅病笃瘴［danyw binghdoegcieng］	瘴毒症方［zhàng dú zhèng fāng］
11－131	风艾黄皮胆子汤 ［fungh'ai vangzbiz danjswjdangh］	风艾黄皮胆子汤 ［fēng ài huáng pí dǎn zi tāng］
11－132	扣马葫芦汤［goumaj huzluzdangh］	扣马葫芦汤［kòu mǎ hú lú tāng］

续表

编码	壮名［壮文］	中文名［汉语拼音］
11—133	青蒿一球倒扣汤 [cinghhauh yizgiuz daujgoudangh]	青蒿一球倒扣汤 [qīng hāo yī qiú dào kòu tāng]
11—134	一三马鞭鹅不食汤 [yizsanh majbenh ngozbuzsizdangh]	一三马鞭鹅不食汤 [yī sān mǎ biān é bù shí tāng]
11—135	葫芦竹节仙鹤汤 [huzluz cuzcez senhhozdangh]	葫芦竹节仙鹤汤 [hú lú zhú jié xiān hè tāng]
11—136	单雅病笃坛 [danyw binghdoegndat]	热毒症用方 [rè dú zhèng yòng fāng]
11—137	救必朱莲草汤 [giubizcuhlenzcaujdangh]	救必朱莲草汤 [jiù bì zhū lián cǎo tāng]
11—138	穿心一点九甘汤 [conhsinh yizdenj giujganhdangh]	穿心一点九甘汤 [chuān xīn yī diǎn jiǔ gān tāng]
11—139	金山马草汤 [ginhsanh majcaujdangh]	金山马草汤 [jīn shān mǎ cǎo tāng]
11—140	鬼针银花汤 [gveijcinh yinzvahdangh]	鬼针银花汤 [guǐ zhēn yín huā tāng]
11—141	一点公英汤 [yizdenj gunghyinghdangh]	一点公英汤 [yī diǎn gōng yīng tāng]
11—142	鬼针雷公方 [gveijcinh leizgunghdangh]	鬼针雷公方 [guǐ zhēn léi gōng fāng]
11—143	一点败酱银花汤 [yizdenj baicieng yinzvahdangh]	一点败酱银花汤 [yī diǎn bài jiàng yín huā tāng]
11—144	单雅病显 [danyw binghhenj]	黄病用方 [huáng bìng yòng fāng]
11—145	十两功劳蒲鸡板蓝汤 [sizliengj gunghlauz bujgih banjlanzdangh]	十两功劳蒲鸡板蓝汤 [shí liǎng gōng láo pú jī bǎn lán tāng]
11—146	功劳鬼虎山栀汤 [gunghlauz gveijhuj sanhcihdangh]	功劳鬼虎山栀汤 [gōng láo guǐ hǔ shān zhī tāng]
11—147	田虎娘功劳汤 [denzhujniengz gunghlauzdangh]	田虎娘功劳汤 [tián hǔ niáng gōng láo tāng]
11—148	萱虎功劳鸡鬼葫芦汤 [senhhuj gunghlauz gihgveij huzluzdangh]	萱虎功劳鸡鬼葫芦汤 [xuān hǔ gōng láo jī guǐ hú lú tāng]
11—149	利湿解毒退黄汤 [lisiz gaijdoeg duivangzdangh]	利湿解毒退黄汤 [lì shī jiě dú tuì huáng tāng]
11—150	三草黄根玉米汤 [sanhcauj vangzgwnh yimijdangh]	三草黄根玉米汤 [sān cǎo huáng gēn yù mǐ tāng]

续表

编码	壮名［壮文］	中文名［汉语拼音］
11—151	田基鬼无娘绞股葫芦汤［denzgih gveij-vuzniengz gyaujguj huzluzdangh］	田基鬼无娘绞股葫芦汤［tián jī guǐ wú niáng jiǎo gǔ hú lú tāng］
11—152	人字水莲汤［yinzsw suijlenzdangh］	人字水莲汤［rén zì shuǐ lián tāng］
11—153	千斤鸡骨汤［cenhginh gihguzdangh］	千斤鸡骨汤［qiān jīn jī gǔ tāng］
11—154	风湿病用方［danyw bingh funghsiz］	风湿病用方［fēng shī bìng yòng fāng］
11—155	二枫四风汤［wfunghswfunghdangh］	二枫四风汤［èr fēng sì fēng tāng］
11—156	地灵丢棒汤［dilingz diuhbangdangh］	地灵丢棒汤［dì líng diū bàng tāng］
11—157	五加七叶走马通城汤［vujgyah cizyez coujmaj dunghcwngzdangh］	五加七叶走马通城汤［wǔ jiā qī yè zǒu mǎ tōng chéng tāng］
11—158	枫荷二藤汤［funghhoz wdwngzdangh］	枫荷二藤汤［fēng hé èr téng tāng］
11—159	五藤千斤汤［vujdwngz cenhginhdangh］	五藤千斤汤［wǔ téng qiān jīn tāng］
11—160	透骨二罗九龙过江千斤汤［douguz wloz giujlungzgyangh cenhginhdangh］	透骨二罗九龙过江千斤汤［tòu gǔ èr luó jiǔ lóng guò jiāng qiān jīn tāng］
11—161	马樱丹汤［majyinghdanhdangh］	马樱丹汤［mǎ yīng dān tāng］
11—162	单雅虚弱［danyw hawnyieg］	虚证用方［xū zhèng yòng fāng］
11—163	鸡参首乌水莲汤［gihsinh soujvuh suijlenzdangh］	鸡参首乌水莲汤［jī shēn shǒu wū shuǐ lián tāng］
11—164	归参水莲汤［gveihsinh suijlenzdangh］	归参水莲汤［guī shēn shuǐ lián tāng］
11—165	白芥嘞给煮喃［byaekgat lwedgaeq cawj raemx］	芥菜鸡血汤［jiè cài jī xuè tāng］
11—166	女莲灵芝汤［nijlenz lingzcihdangh］	女莲灵芝汤［nǚ lián líng zhī tāng］
11—167	补虚猪脚汤［bujhih cuhgyozdangh］	补虚猪脚汤［bǔ xū zhū jiǎo tāng］
11—168	千斤黄花人参汤［cenhginh vangzvah yinzsinhdangh］	千斤黄花人参汤［qiān jīn huáng huā rén shēn tāng］
11—169	蕚婀诺正煮喃［aekex nohcing cawj raemx］	蛤蚧瘦肉汤［gé jiè shòu ròu tāng］
11—170	江南猪肝汤［daep mou cawj raemx］	江南猪肝汤［jiāng nán zhū gān tāng］
11—171	跌打骨伤用方［danyw ndoksieng］	跌打骨伤用方［diē dǎ gǔ shāng yòng fāng］
11—172	穿破黄鳝汤［conhbo vangzsandangh］	穿破黄鳝汤［chuān pò huáng shàn tāng］
11—173	壮医双单雅骆扔［Ywcuengh song danyw ndokraek］	壮医骨折二方［zhuāng yī gǔ zhé èr fāng］

续表

编码	壮名［壮文］	中文名［汉语拼音］
11－174	骆扔消肿汤［ndokraek siucungjdangh］	骨折消肿汤［gǔ zhé xiāo zhǒng tāng］
11－175	雅佬骆扔尹夺［laeujyw ndokraek indot］	骨折止痛酒［gǔ zhé zhǐ tòng jiǔ］
11－176	飞麻两面小发汤 ［feihmaz liengjmen siujfazdangh］	飞麻两面小发汤 ［fēi má liǎng miàn xiǎo fā tāng］
11－177	单雅省骆扔［danyw swnjndokraek］	驳骨方［bó gǔ fāng］
11－178	六鲜草方［luzsenhcaujfangh］	六鲜草方［liù xiān cǎo fāng］
11－179	单雅省骆扔九里透骨 ［danyw swnjndok raek giujlij douguz］	九里透骨驳骨方 ［jiǔ lǐ tòu gǔ bó gǔ fāng］
11－180	大小鹅酢草方 ［dasiujngozcozcaujfangh］	大小鹅酢草方［dà xiǎo é cù cǎo fāng］
11－181	大小榕透肿消方 ［dasiujyungzdoucungjsiuhfangh］	大小榕透肿消方 ［dà xiǎo róng tòu zhǒng xiāo fāng］
11－182	鲜罗裙带方［senhlozginzdaifangh］	鲜罗裙带方［xiān luó qún dài fāng］
11－183	北剑巧从红糖煮喃［byaekgep gyaeujcoeng hungzdangz cawjraemx］	韭菜葱根红糖方 ［jiǔ cài cōng gēn hóng táng fāng］
11－184	五月大风方［vujyez dafunghfangh］	五月大风方［wǔ yuè dà fēng fāng］
11－185	泽兰透骨冬青方 ［cwzlanz douguz dunghcinghdangh］	泽兰透骨冬青方 ［zé lán tòu gǔ dōng qīng fāng］
11－186	风艾透骨方［fungh'ai douguzfangh］	风艾透骨方［fēng ài tòu gǔ fāng］
11－187	柚子方［youswjfangh］	柚子方［yòu zǐ fāng］
11－188	韭菜风艾五色方 ［giujcai fung'ai vujswzfangh］	韭菜风艾五色方［jiǔ cài fēng ài wǔ sè fāng］
11－189	牡丹透骨方［mujdanh douguzfangh］	牡丹透骨方［mǔ dān tòu gǔ fāng］
11－190	柚柑果方［youganhgojfangh］	柚柑果方［yòu gān guǒ fāng］
11－191	骆扔八味散［ndokraek bazveisan］	骨折八味散［gǔ zhé bā wèi sǎn］
11－192	骆扔止血散［ndokraek cijhezsan］	骨折止血散［gǔ zhé zhǐ xiě sǎn］
11－193	接骨方［danyw ciepndokraek］	接骨方［jiē gǔ fāng］
11－194	四骨泽兰方［swguz cwzlanzfangh］	四骨泽兰方［sì gǔ zé lán fāng］
11－195	小榕五加方［siujyungz vujgyahfangh］	小榕五加方［xiǎo róng wǔ jiā fāng］

续表

编码	壮名［壮文］	中文名［汉语拼音］
11－196	续筋接骨方 ［danyw swnj nyinz ciep ndokraek］	续筋接骨方［xù jīn jiē gǔ fāng］
11－197	碎补接骨方 ［danyw bouj soiq ciep ndokraek］	碎补接骨方［suì bǔ jiē gǔ fāng］
11－198	妇科病用方［danyw binghmehmbwk］	妇科病用方［fù kē bìng yòng fāng］
11－199	千斤黄花当归汤 ［cenhginh vangzvah danghgveihdangh］	千斤黄花当归汤 ［qiān jīn huáng huā dāng guī tāng］
11－200	清热调经汤［cinghyez diuzginghdangh］	清热调经汤［qīng rè tiáo jīng tāng］
11－201	当归扶芳田七汤 ［danghgveih fuzfangh denzcizdangh］	当归扶芳田七汤 ［dāng guī fú fāng tián qī tāng］
11－202	当归扶芳汤［danghgveih fuzfanghdangh］	当归扶芳汤［dāng guī fú fāng tāng］
11－203	补虚调经汤［boujhaw diuzginghdangh］	补虚调经汤［bǔ xū tiáo jīng tāng］
11－204	补血调经汤［boujlwed diuzginghdangh］	补血调经汤［bǔ xiě tiáo jīng tāng］
11－205	五月仙鹤莲草汤 ［vujyez senhhoz lenzcaujdangh］	五月仙鹤莲草汤 ［wǔ yuè xiān hè lián cǎo tāng］
11－206	调经止血方［diuzgingh cijhezdangh］	调经止血方［tiáo jīng zhǐ xiě fāng］
11－207	苏泽七叶益母汤 ［suhcwz cizyez yizmujdangh］	苏泽七叶益母汤［sū zé qī yè yì mǔ tāng］
11－208	铁树天青地红汤 ［dezcu denhcingh dihungzdangh］	铁树天青地红汤 ［tiě shù tiān qīng dì hóng tāng］
11－209	葫芦交藤汤［huzluz gyauhdwngzdangh］	葫芦交藤汤［hú lú jiāo téng tāng］
11－210	火炭桉树汤［hojdan anhsudangh］	火炭桉树汤［huǒ tàn ān shù tāng］
11－211	白花穿心火炭母汤 ［bwzvah conhsinh hojdanmujdangh］	白花穿心火炭母汤 ［bái huā chuān xīn huǒ tàn mǔ tāng］
11－212	白花穿心千里光汤 ［bwzvah conhsinh cenhlijgvanghdangh］	白花穿心千里光汤 ［bái huā chuān xīn qiān lǐ guāng tāng］
11－213	桉树青蒿汤［anhsu cinghhauhdangh］	桉树青蒿汤［ān shù qīng hāo tāng］
11－214	一点败酱银花汤 ［yizdenj baicieng yinzvahdangh］	一点败酱银花汤 ［yī diǎn bài jiàng yín huā tāng］

续表

编码	壮名［壮文］	中文名［汉语拼音］
11－215	一点九节黄连汤 ［yizdenj giujcez vangzlenzdangh］	一点九节黄连汤 ［yī diǎn jiǔ jié huáng lián tāng］
11－216	二艾汤［waidangh］	二艾汤［èr ài tāng］
11－217	葫芦姜枣汤［huzluz gyanghcaujdangh］	葫芦姜枣汤［hú lú jiāng zǎo tāng］
11－218	温经止痛汤［vwnhgingh cijdungdangh］	温经止痛汤［wēn jīng zhǐ tòng tāng］
11－219	寄生苎麻汤［giswngh cumazdangh］	寄生苎麻汤［jì shēng zhù má tāng］
11－220	补虚完带汤［boujhaw vanzdaidangh］	补虚完带汤［bǔ xū wán dài tāng］
11－221	清热止带汤［cinghyez cijdaidangh］	清热止带汤［qīng rè zhǐ dài tāng］
11－222	通乳汤［ywdoengcij］	通乳汤［tōng rǔ tāng］
11－223	山甲核桃猪脚汤 ［sanhgyaz hwzdauz gamou dang］	山甲核桃猪脚汤 ［shān jiǎ hé táo zhū jiǎo tāng］
11－224	蛇伤用方［danyw ngwzhaeb］	蛇伤用方［shé shāng yòng fāng］
11－225	重楼蛇伤方［cungzlouz yw ngwzhaeb］	重楼蛇伤方［chóng lóu shé shāng fāng］
11－226	江龙半边方［gyanghlungz banbenhfangh］	江龙半边方［jiāng lóng bàn biān fāng］
11－227	耳草乌柏方［wjcauj vuhbwzfangh］	耳草乌柏方［ěr cǎo wū jiù fāng］
11－228	儿科用方［danyw lwgnyez］	儿科用方［ér kē yòng fāng］
11－229	桉叶青蒿汤［anhyez cinghhauhdangh］	桉叶青蒿汤［ān yè qīng hāo tāng］
11－230	鬼针银花汤［gveijcinh yinzvahdangh］	鬼针银花汤［guǐ zhēn yín huā tāng］
11－231	鬼针雷公汤［gveijcinh leizgunghdangh］	鬼针雷公汤［guǐ zhēn léi gōng tāng］
11－232	百部止咳汤［bwzbu cijgwzdangh］	百部止咳汤［bǎi bù zhǐ ké tāng］
11－233	葫茶甘蔗汤［huzcaz ganhcedangh］	葫茶甘蔗汤［hú chá gān zhè tāng］
11－234	小儿咳喘汤［yw lwgnding baenzae］	小儿咳喘汤［xiǎo ér ké chuǎn tāng］
11－235	银花枫叶汤［yinzvah funghyezdangh］	银花枫叶汤［yín huā fēng yè tāng］
11－236	仙鹤凤尾二苋汤 ［senhhoz fung'veijdangh］	仙鹤凤尾二苋汤 ［xiān hè fèng wěi èr xiàn tāng］
11－237	凤尾炭母汤［fung'veij danmujdangh］	凤尾炭母汤［fèng wěi tàn mǔ tāng］
11－238	石榴银花汤［sizliuz yinzvahdangh］	石榴银花汤［shí liú yín huā tāng］
11－239	白花人草汤［bwzvah yinzcaujdangh］	白花人草汤［bái huā rén cǎo tāng］
11－240	千斤黄花党参汤 ［cenhginh vangzvah dangjsinhdangh］	千斤黄花党参汤 ［qiān jīn huáng huā dǎng shēn tāng］

续表

编码	壮名［壮文］	中文名［汉语拼音］
11－241	外用药方 ［danyw rogyungh］	外用药方 ［wài yòng yào fāng］
11－242	两五三九汤 ［liengjvuj sanhgiujdangh］	两五三九汤 ［liǎng wǔ sān jiǔ tāng］
11－243	枫杨盘叶汤 ［funghyangz banzyezdangh］	枫杨盘叶汤 ［fēng yáng pán yè tāng］
11－244	了哥羊角仙人老虎汤 ［liujgoh yangzgoz senhyinz laujhujdangh］	了哥羊角仙人老虎汤 ［liǎo gē yáng jiǎo xiān rén lǎo hǔ tāng］
11－245	苦楝桉叶过塘汤 ［gujlen anhyez godangzdangh］	苦楝桉叶过塘汤 ［kǔ liàn ān yè guò táng tāng］
11－246	鹅不食白花汤 ［ngozbuzsiz bwzvahdangh］	鹅不食白花汤 ［é bù shí bái huā tāng］
11－247	缨丹楝柏汤 ［yinghdanh lenbwzdangh］	缨丹楝柏汤 ［yīng dān liàn jiù tāng］
11－248	九榄汤 ［giujlanjdangh］	九榄汤 ［jiǔ lǎn tāng］
11－249	除疹桉九汤 ［cuzcinj anhgiujdangh］	除疹桉九汤 ［chú zhěn ān jiǔ tāng］
11－250	鸡楝树汤 ［gihlensudangh］	鸡楝树汤 ［jī liàn shù tāng］
11－251	了哥石膏方 ［liujgoh sizgauhfangh］	了哥石膏方 ［liǎo gē shí gāo fāng］
11－252	排脓桉九汤 ［baiznungz anhgiujdangh］	排脓桉九汤 ［pái nóng ān jiǔ tāng］
11－253	石膏桐油方 ［sizgauh dungzyouzdangh］	石膏桐油方 ［shí gāo tóng yóu fāng］
11－254	桉叶火炭汤 ［anhyez hojdandangh］	桉叶火炭汤 ［ān yè huǒ tàn tāng］
11－255	佬蕚婀 ［laeuj aekex］	蛤蚧酒 ［gé jiè jiǔ］
11－256	佬田七 ［laeuj denzciz］	田七酒 ［tián qī jiǔ］
11－257	佬胎盘 ［laeuj daihbanz］	胎盘酒 ［tāi pán jiǔ］
11－258	佬扶芳藤 ［laeuj fuzfanghdwngz］	扶芳藤酒 ［fú fāng téng jiǔ］
11－259	佬刺五加 ［laeuj swvujgyah］	刺五加酒 ［cì wǔ jiā jiǔ］
11－260	佬壮阳 ［laeuj cangyangz］	壮阳酒 ［zhuàng yáng jiǔ］
11－261	佬堵扪 ［laeuj duzmoed］	蚂蚁酒 ［mǎ yǐ jiǔ］
11－262	佬走马胎 ［laeuj coujmajdaih］	走马胎酒 ［zǒu mǎ tāi jiǔ］
11－263	佬九节风 ［laeuj giujcezfungh］	九节风酒 ［jiǔ jié fēng jiǔ］
11－264	佬苏木 ［laeuj suhmuz］	苏木酒 ［sū mù jiǔ］
11－265	佬雅风湿 ［laeujyw funghciz］	风湿药酒 ［fēng shī yào jiǔ］
11－266	佬半枫荷 ［laeuj banfunghhoz］	半枫荷酒 ［bàn fēng hé jiǔ］
11－267	佬三蛇 ［laeuj sanhsez］	三蛇酒 ［sān shé jiǔ］
11－268	佬跌打叮相 ［laeujyw dezdaj dengsieng］	跌打损伤药酒 ［diē dǎ sǔn shāng yào jiǔ］

续表

编码	壮名［壮文］	中文名［汉语拼音］
11—269	佬叮相接骆扔 ［laeujyw ndoksieng ciepndokraek］	跌打接骨药酒［diē dǎ jiē gǔ yào jiǔ］
11—270	佬雅额哈［laeujyw ngwzhaeb］	蛇伤药酒［shé shāng yào jiǔ］
11—271	佬雅退坛［laeujyw doiqndat］	退热酒［tuì rè jiǔ］
11—272	佬武打将军酒 ［laeuj vujdaj cienghginghciuj］	武打将军酒［wǔ dǎ jiāng jūn jiǔ］
11—273	雅酊［yw dingh］	酊剂［dīng jì］
11—274	佬武打将军酊 ［laeuj vujdaj ciengginhdingh］	武打将军酊［wǔ dǎ jiāng jūn dīng］
11—275	蛤蟆酊［hahmazdingh］	蛤蟆酊［há ma dīng］
11—276	穿心莲酊［conhsinhlenzdingh］	穿心莲酊［chuān xīn lián dīng］
11—277	木鳖子酊［muzbezswjdingh］	木鳖子酊［mù biē zǐ dīng］
11—278	七叶一枝花酊［cizyezyizcihvahdingh］	七叶一枝花酊［qī yè yī zhī huā dīng］
11—279	两叶针酊［liengjyezcinhdingh］	两叶针酊［liǎng yè zhēn dīng］
11—280	复方两面针酊 ［fuzfangh liengjmencinhdingh］	复方两面针酊 ［fù fāng liǎng miàn zhēn dīng］
11—281	断肠草酊［doncangzcaujdingh］	断肠草酊［duàn cháng cǎo dīng］
11—282	复方断肠草酊 ［fuzfangh doncangzcaujdingh］	复方断肠草酊 ［fù fāng duàn cháng cǎo dīng］
11—283	还魂草酊［vanzvwnzcaujdingh］	还魂草酊［huán hún cǎo dīng］
11—284	止痒酊［cijyangjdingh］	止痒酊［zhǐ yǎng dīng］
11—285	雅糖浆［ywdangzciengh］	糖浆剂［táng jiāng jì］
11—286	复方扶芳藤糖浆 ［fuzfangh fuzfanghdwngz dangzciengh］	复方扶芳藤糖浆 ［fù fāng fú fāng téng táng jiāng］
11—287	复方卜芥糖浆 ［fuzfangh buzgai dangzciengh］	复方卜芥糖浆［fù fāng bǔ jiè táng jiāng］
11—288	枇杷糖浆［bizbaz dangzciengh］	枇杷糖浆［pí pá táng jiāng］
11—289	百部糖浆［bwzbu dangzciengh］	百部糖浆［bǎi bù táng jiāng］
11—290	乙肝糖浆［yizganh dangzciengh］	乙肝糖浆［yǐ gān táng jiāng］
11—291	肝炎糖浆［ganhyenz dangzciengh］	肝炎糖浆［gān yán táng jiāng］

续表

编码	壮名〔壮文〕	中文名〔汉语拼音〕
11-292	雅油〔ywyouz〕	油剂〔yóu jì〕
11-293	油随核〔youzgyaeqhak〕	蛋黄油〔dàn huáng yóu〕
11-294	油配堵啊〔youzmbeiduza〕	鸦胆子油〔yā dǎn zi yóu〕
11-295	油雅晗〔youzywhumz〕	止痒油〔zhǐ yǎng yóu〕
11-296	油堵额〔youzduzngwz〕	蛇油〔shé yóu〕
11-297	油堵麻〔youzduzma〕	狗油〔gǒu yóu〕
11-298	复方山羊油〔fuzfangh youzduzyiengz〕	复方山羊油〔fù fāng shān yáng yóu〕
11-299	油堵息〔youzduzsip〕	蜈蚣油〔wú gōng yóu〕
11-300	油贡守〔youzgungqsaeu〕	蛤蟆油〔há ma yóu〕
11-301	雅茶〔ywcaz〕	茶剂〔chá jì〕
11-302	绞股蓝茶〔gyaujgujlanzcaz〕	绞股蓝茶〔jiǎo gǔ lán chá〕
11-303	扶芳藤茶〔fuzfanghdwngzcaz〕	扶芳藤茶〔fú fāng téng chá〕
11-304	甜叶茶〔denzyezcaz〕	甜叶茶〔tián yè chá〕
11-305	南板蓝茶〔nanzbanjlanzcaz〕	南板蓝茶〔nán bǎn lán chá〕
11-306	薄荷草茶〔bozhozcaujcaz〕	薄荷草茶〔bò he cǎo chá〕
11-307	青蒿茶〔cinghhauhcaz〕	青蒿茶〔qīng hāo chá〕
11-308	感冒茶〔ganjmaucaz〕	感冒茶〔gǎn mào chá〕
11-309	痧麻茶〔sahmazcaz〕	痧麻茶〔shā má chá〕
11-310	止咳茶〔cijgwzcaz〕	止咳茶〔zhǐ ké chá〕
11-311	清凉茶〔cinghliengzcaz〕	清凉茶〔qīng liáng chá〕
11-312	穿心莲茶〔conhsinhlenzcaz〕	穿心莲茶〔chuān xīn lián chá〕
11-313	肾炎茶〔sinyenzcaz〕	肾炎茶〔shèn yán chá〕
11-314	肝炎茶〔ganhyezcaz〕	肝炎茶〔gān yán chá〕
11-315	生药原汁〔raemx ywndip yenzciz〕	生药原汁〔shēng yào yuán zhī〕
11-316	穿心莲生药原汁〔conhsinhlenz ywndip yenzciz〕	穿心莲生药原汁〔chuān xīn lián shēng yào yuán zhī〕
11-317	南板蓝根原汁〔nanzbanjlanz yenzciz〕	南板蓝根原汁〔nán bǎn lán gēn yuán zhī〕
11-318	田基黄原汁〔denzgihvangz yenzciz〕	田基黄原汁〔tián jī huáng yuán zhī〕
11-319	南蛇勒苗原汁〔nanzsezlwzmiuz yenzciz〕	南蛇簕苗原汁〔nán shé lè miáo yuán zhī〕
11-320	半边莲原汁〔banbenhlenz yenzciz〕	半边莲原汁〔bàn biān lián yuán zhī〕

续表

编码	壮名［壮文］	中文名［汉语拼音］
11-321	楣桑叶原汁［mbaw sanghyez yenzciz］	桑叶原汁［sāng yè yuán zhī］
11-322	岩黄连原汁［nganzvangzlenz yenzciz］	岩黄连原汁［yán huáng lián yuán zhī］
11-323	肾茶原汁［sinqcaz yenzciz］	肾茶原汁［shèn chá yuán zhī］
11-324	雷公根汁［lenzgunghgwnh yenzciz］	雷公根汁［léi gōng gēn zhī］
11-325	芒果叶原汁［mbaw manghgoj yenzciz］	芒果叶原汁［máng guǒ yè yuán zhī］
11-326	垂盆草原汁［cuizbwnzcauj yenzciz］	垂盆草原汁［chuí pén cǎo yuán zhī］
11-327	还魂草原汁［vanzvwnjcauj yenzciz］	还魂草原汁［huán hún cǎo yuán zhī］
11-328	番石榴嫩芽汁［fanhsizliuz nwnyazciz］	番石榴嫩芽汁［fān shí liu nèn yá zhī］
11-329	黑墨草原汁［hwzmwzcauj yenzciz］	黑墨草原汁［hēi mò cǎo yuán zhī］
11-330	仙鹤草原汁［senhhozcauj yenzciz］	仙鹤草原汁［xiān hè cǎo yuán zhī］
11-331	雅告白同话［ywgauq caekdungxvaj］	七叶一枝花膏［qī yè yì zhī huā gāo］
11-332	雅告穿心莲［ywgauq conhsinhlenz］	穿心莲膏［chuān xīn lián gāo］
11-333	雅告芽粉连［ywgauq nyafaenzlenz］	虎杖膏［hǔ zhàng gāo］
11-334	复方蛤蟆消炎膏 ［fuzfangh hahmaz siuhyenzgauh］	复方蛤蟆消炎膏 ［fù fāng há ma xiāo yán gāo］
11-335	雅告劳谋糖陆 ［ywgauq lauzmou dangzrwi］	猪油蜂蜜膏［zhū yóu fēng mì gāo］
11-336	蛤蟆膏［hahmazgauh］	蛤蟆膏［há ma gāo］
11-337	烫伤膏［dangsanghgauh］	烫伤膏［tàng shāng gāo］
11-338	鲜花美容膏［senhvah meijyungzgauh］	鲜花美容膏［xiān huā měi róng gāo］
11-339	护肤膏［hufuhgauh］	护肤膏［hù fū gāo］
11-340	硫黄膏［liuzvangzgauh］	硫黄膏［liú huáng gāo］
11-341	点痣膏［denjcigauh］	点痣膏［diǎn zhì gāo］
11-342	雅告接骆［ywgauq ciepndok］	接骨膏［jiē gǔ gāo］
11-343	跌打膏［dezdajgauh］	跌打膏［diē dǎ gāo］
11-344	橡胶膏剂［ywgauq sienggyauh］	橡胶膏剂［xiàng jiāo gāo jì］
11-345	风湿止痛膏［funghsiz cijdunggauh］	风湿止痛膏［fēng shī zhǐ tòng gāo］
11-346	跌打扭伤膏［dezdaj niujsanghgauh］	跌打扭伤膏［diē dǎ niǔ shāng gāo］
11-347	风湿跌打止痛膏 ［funghsiz dezdaj cijdunggauh］	风湿跌打止痛膏 ［fēng shī diē dǎ zhǐ tòng gāo］

续表

编码	壮名［壮文］	中文名［汉语拼音］
11－348	骨质增生止痛膏 ［guzciz cwnghswngh cijdunggauh］	骨质增生止痛膏 ［gǔ zhì zēng shēng zhǐ tòng gāo］
11－349	跌吟尹［diepnyinzin］	壮药筋痛贴［zhuàng yào jīn tòng tiē］
11－350	跌打接骨散［dezdaj cezguzsan］	跌打接骨散［diē dǎ jiē gǔ sǎn］
11－351	金果榄散［ginhgojlanjsan］	金果榄散［jīn guǒ lǎn sǎn］
11－352	穿心莲散［conhsinhlenzsan］	穿心莲散［chuān xīn lián sǎn］
11－353	胃痛散［veidungsan］	胃痛散［wèi tòng sǎn］
11－354	金钱吊葫芦散［ginhcenzdiuhuzluzsan］	金钱吊葫芦散［jīn qián diào hú lú sǎn］
11－355	疳积散［ganhcizsan］	疳积散［gān jī sǎn］
11－356	脐疗散［cizliuzsan］	脐疗散［qí liáo sǎn］
11－357	止血散［cijhezsan］	止血散［zhǐ xuè sǎn］
11－358	田七散［denzcizsan］	田七散［tián qī sǎn］
11－359	皮肤止痒散［bizfuhcijyangjsan］	皮肤止痒散［pí fū zhǐ yǎng sǎn］
11－360	七叶一枝花散［cizyezyizcihvahsan］	七叶一枝花散［qī yè yì zhī huā sǎn］
11－361	木鳖子散［muzbezswjsan］	木鳖子散［mù biē zi sǎn］
11－362	足浴散［cuzyuzsan］	足浴散［zú yù sǎn］
11－363	雅年［ywnaed］	片剂［piàn jì］
11－364	卜芥甘草片［buzgai ganhcaujben］	卜芥甘草片［bǔ jiè gān cǎo piàn］
11－365	穿心莲片［conhsinhlenzben］	穿心莲片［chuān xīn lián piàn］
11－366	七叶一枝花片［cizyezyizcihvahben］	七叶一枝花片［qī yè yī zhī huā piàn］
11－367	水田七片［suijdenzcizben］	水田七片［shuǐ tián qī piàn］
11－368	复方芒果片［fuzfanghmangzgojben］	复方芒果片［fù fāng máng guǒ piàn］
11－369	胶囊剂［yw gyauhnangz］	胶囊剂［jiāo náng jì］
11－370	山慈姑胶囊［sanhcizguh gyauhnangz］	山慈姑胶囊［shān cí gū jiāo náng］
11－371	岩黄连胶囊 ［nganzvangzlenz gyauhnangz］	岩黄连胶囊［yán huáng lián jiāo náng］
11－372	山豆根胶囊［sanhdougwnhgwnh gyauhnangz］	山豆根胶囊［shān dòu gēn jiāo náng］
11－373	跌打豆胶囊［dezdajdou gyauhnangz］	跌打豆胶囊［diē dǎ dòu jiāo náng］
11－374	背谋徕胶囊［mbeimoulaih gyauhnangz］	野猪胆胶囊［yě zhū dǎn jiāo náng］

续表

编码	壮名［壮文］	中文名［汉语拼音］
11－375	复方背谋胶囊 ［fuzfangh mbeimou gyauhnangz］	复方猪胆汁胶囊［fù fāng zhū dǎn zhī jiāo náng］
11－376	南蛇勒子胶囊 ［nanzsez lwzswj gyauhnangz］	南蛇勒子胶囊［nán shé lè zǐ jiāo náng］
11－377	雅松叠/约松叠［ywsoengdaep］	壮药肝舒胶囊 ［zhuàng yào gān shū jiāo náng］
11－378	雅敦笃/约敦朵［ywdoenqdoeg］	壮药排毒胶囊 ［zhuàng yào pái dú jiāo náng］
11－379	雅朗烈/约昂扬［yw'ndangrengz］	壮药扶正胶囊［zhuàng yào fú zhèng jiāo náng］
11－380	雅黑尹/约黑尹［ywheiqin］	壮药痛风立安胶囊 ［zhuàng yào tòng fēng lì ān jiāo náng］
11－381	雅尿酸嗓［ywyouhsoemjsang］	壮药柏金颗粒［zhuàng yào bái jīn kē lì］ / 柏金汤［bái jīn tāng］
11－382	雅重喃啃［yw cungraemxgwn］	冲剂［chōng jì］
11－383	南板蓝根冲剂 ［nanzbanjlanzgwnh cunghci］	南板蓝根冲剂［nán bǎn lán gēn chōng jì］
11－384	感冒冲剂［ganjmau cunghci］	感冒冲剂［gǎn mào chōng jì］
11－385	葎草冲剂［lizcauj cunghci］	葎草冲剂［lù cǎo chōng jì］
11－386	止咳冲剂［cijgwz cunghci］	止咳冲剂［zhǐ ké chōng jì］
11－387	益母草冲剂［yizmujcauj cunghci］	益母草冲剂［yì mǔ cǎo chōng jì］
11－388	止血冲剂［cijhez cunghci］	止血冲剂［zhǐ xiě chōng jì］
11－389	肝炎冲剂［ganhyenz cunghci］	肝炎冲剂［gān yán chōng jì］
11－390	解毒生血颗粒［gaijduz swnghhez gojliz］	解毒生血颗粒［jiě dú shēng xuè kē lì］
11－391	喃雅［raemxyw］	药水［yào shuǐ］
11－392	壮药喃雅勒达 ［Ywcuengh raemxyw lwgda］	壮药眼药水［zhuàng yào yǎn yào shuǐ］
11－393	壮医喃雅鼻炎 ［Ywcuengh raemxyw bizyenz］	壮医鼻炎药水［zhuàng yī bí yán yào shuǐ］
11－394	喃雅鼻炎［raemxyw bizyenz］	鼻炎药水［bí yán yào shuǐ］

续表

编码	壮名［壮文］	中文名［汉语拼音］
11—395	喃雅祛风止痛 ［raemxyw gihfungh cijdung］	祛风止痛药水［qū fēng zhǐ tòng yào shuǐ］
11—396	喃雅感冒喔汗 ［raemxyw ganjmau okhanh］	感冒发汗药水［gǎn mào fā hàn yào shuǐ］
11—397	喃雅消肿止痛 ［raemxyw siuhcungj cijdung］	消肿止痛药水 ［xiāo zhǒng zhǐ tòng yào shuǐ］
11—398	喃雅消炎止痒 ［raemxyw siuhyenz cijyangj］	皮肤消炎止痒药水 ［pí fū xiāo yán zhǐ yǎng yào shuǐ］
11—399	喃雅岁阴道［raemxyw swiq yinhdau］	阴道消毒冲洗液 ［yīn dào xiāo dú chōng xǐ yè］
11—400	喃雅岁掰罗［raemxyw swiq baihrog］	外用消毒液［wài yòng xiāo dú yè］
11—401	喃雅楣桉树消毒 ［raemxyw mbaw anhsu siudoeg］	桉叶消毒液［ān yè xiāo dú yè］
11—402	雅女磅掰罗［yw'ndip baeng baihrog］	生药外敷剂［shēng yào wài fū jì］
11—403	犁头草雅女磅掰罗 ［lizdouzcauj yw'ndip baeng baihrog］	犁头草生药外敷剂 ［lí tóu cǎo shēng yào wài fū jì］
11—404	雅磅复方野棉花根 ［ywbaeng fuzfangh yejmenzvahgwnh］	复方野棉花根外敷剂 ［fù fāng yě mián huā gēn wài fū jì］
11—405	雅磅复方半边莲 ［ywbaeng fuzfangh banbenhlenz］	复方半边莲外敷剂 ［fù fāng bàn biān lián wài fū jì］
11—406	雅磅复方透骨草 ［ywbaeng fuzfangh douguzcauj］	复方透骨草外敷剂 ［fù fāng tòu gǔ cǎo wài fū jì］
11—407	雅磅省骆扔［ywbaeng swnjndokraek］	接骨外敷药剂［jiē gǔ wài fū yào jì］
11—408	雅磅还魂草［ywbaeng vanzvwnzcauj］	还魂草外敷剂［huán hún cǎo wài fū jì］
11—409	雅能豪［ywnznaenghau］	双骨酒［shuāng gǔ jiǔ］／双骨酊［shuāng gǔ dīng］

12【壮医内科】［Ywcuengh neigoh］

编码	壮名［壮文］	中文名［汉语拼音］
12—001	病内科［binghneigoh］	内科疾病［nèi kē jí bìng］
12—002	痧［sa］	痧［shā］
12—003	发痧［fatsa］	发痧［fā shā］
12—004	贫痧［baenzsa］／本麻［baenzmaz］	痧病［shā bìng］／感冒发热［gǎn mào fā rè］／伤风［shāng fēng］／风热感冒［fēng rè gǎn mào］／流行性感冒［liú xíng xìng gǎn mào］／上呼吸道感染［shàng hū xī dào gǎn rǎn］
12—005	笃痧［doegsa］	痧毒［shā dú］
12—006	嘿痧［heiqsa］	痧气［shā qì］
12—007	麻痧［mazsa］	痧麻［shā má］
12—008	麻痧冇［mazsa'mbaeu］	轻痧麻［qīng shā má］
12—009	麻痧呐［mazsanaek］	重痧麻［zhòng shā má］
12—010	痧腻［sanit］	寒痧［hán shā］
12—011	痧坛［sa'ndat］	热痧［rè shā］
12—012	痧横［sahwngq］	暑痧［shǔ shā］
12—013	痧隆［sarumz］	风痧［fēng shā］
12—014	痧笨红［sabwnhoengz］	红毛痧［hóng máo shā］
12—015	痧额票［sa'ngwzbiu］	标蛇痧［biāo shé shā］
12—016	痧九虽［sageujsaej］	绞肠痧［jiǎo cháng shā］
12—017	痧鄂［sa'ngoemx］	哑巴痧［yǎ bā shā］
12—018	痧堵平［saduzbing］	蚂蟥痧［mǎ huáng shā］
12—019	瘴［cieng］	瘴［zhàng］
12—020	病瘴［binghcieng］	瘴病［zhàng bìng］／疟疾［nüè jí］
12—021	嘿瘴［heiqcieng］	瘴气［zhàng qì］
12—022	笃瘴［doegcieng］	瘴毒［zhàng dú］
12—023	闷头拜［mwndaeuzbai］	闷头拜［mèn tóu bài］
12—024	瘴噂［cienggyoet］	冷瘴［lěng zhàng］
12—025	瘴坛［ciengndat］	热瘴［rè zhàng］

续表

编码	壮名［壮文］	中文名［汉语拼音］
12—026	瘴协［cienghep］	哑瘴［yǎ zhàng］
12—027	瘴哈撩［cienghazheu］	青草瘴［qīng cǎo zhàng］
12—028	瘴芒每［ciengmakmoiz］	黄梅瘴［huáng méi zhàng］
12—029	瘴猴莫［cienghaeuxmoq］	新禾瘴［xīn hé zhàng］
12—030	瘴哈显［cienghazhenj］	黄茅瘴［huáng máo zhàng］
12—031	降［gyangq］	蛊［gǔ］
12—032	贫降［baenzgyangq］	蛊病［gǔ bìng］/ 肝脾肿大［gān pí zhǒng dà］
12—033	水蛊［suijguj］	水蛊［shuǐ gǔ］/肝硬化腹水［gān yìng huà fù shuǐ］/鼓胀［gǔ zhàng］
12—034	虫蛊［cungzguj］	虫蛊［chóng gǔ］
12—035	蛊笃［gujdoeg］	蛊毒［gǔ dú］
12—036	发［fat］	发［fā］
12—037	弄［loengh］	弄［nòng］
12—038	噩害［ngwzhai］	噩害［è hài］
12—039	闷［mwn］	闷［mèn］
12—040	病叮笃［binghdengdoeg］	毒病［dú bìng］
12—041	根东洋叮笃 ［gwndoenghyiengh dengdoeg］	食物中毒［shí wù zhòng dú］
12—042	根雅叮笃［gwnyw dengdoeg］	药物中毒［yào wù zhòng dú］
12—043	叮额笃［dengngwzdoeg］	蛇毒中毒［shé dú zhòng dú］
12—044	叮笃摁［deng gij doeg'wnq］	其他毒中毒［qí tā dú zhòng dú］
12—045	隆风［lungzfungh］	隆风［lóng fēng］
12—046	病隆笃［binghrumzdoeg］	风毒病［fēng dú bìng］
12—047	麦蛮［maekman］	风疹［fēng zhěn］
12—048	麻邦［mazbang］/郎胛［ndanggyaed］/ 中风［cungfungh］	中风［zhòng fēng］/半身不遂［bàn shēn bù suí］/偏瘫［piān tān］
12—049	肚痛风［dudungfungh］	肚痛风［dù tòng fēng］

续表

编码	壮名［壮文］	中文名［汉语拼音］
12—050	勒爷狠风 [lwgnyez hwnjfung]	急惊风 [jí jīng fēng] /小儿高热惊风 [xiǎo ér gāo rè jīng fēng] /小儿惊风 [xiǎo ér jīng fēng] /高热抽搐 [gāo rè chōu chù]
12—051	狠风 [hwnjfung]	慢惊风 [màn jīng fēng]
12—052	哎迷风 [aimizfungh]	哎迷风 [āi mí fēng]
12—053	撒手风 [sazsoujfungh]	撒手风 [sā shǒu fēng]
12—054	鲫鱼风 [cizyizfungh]	鲫鱼风 [jì yú fēng]
12—055	马蹄风 [majdizfungh]	马蹄风 [mǎ tí fēng]
12—056	天吊风 [denhdiufungh]	天吊风 [tiān diào fēng]
12—057	看地风 [gandifungh]	看地风 [kàn dì fēng]
12—058	弯弓风 [vanhgunghfungh]	弯弓风 [wān gōng fēng]
12—059	夜啼风 [yedizfungh]	夜啼风 [yè tí fēng]
12—060	蚂蝗痧风 [majvangzsahfungh]	蚂蝗痧风 [mǎ huáng shā fēng]
12—061	疳风 [ganhfungh]	疳风 [gān fēng]
12—062	啃鹿腊细 [gwnz rueg laj siq]	上吐下泻风 [shàng tù xià xiè fēng]
12—063	鸡爪风 [gihcaujfungh]	鸡爪风 [jī zhǎo fēng]
12—064	地倒风 [didaujfungh]	地倒风 [dì dǎo fēng]
12—065	水泻风 [suijsefungh]	水泻风 [shuǐ xiè fēng]
12—066	黑沙风 [hwzsahfungh]	黑沙风 [hēi shā fēng]
12—067	肝痛风 [ganhdungfungh]	肝痛风 [gān tòng fēng]
12—068	呃逆风 [wznizfungh]	呃逆风 [è nì fēng]
12—069	肝胀风 [ganhcangfungh]	肝胀风 [gān zhàng fēng]
12—070	潮热风 [cauzyezfungh]	潮热风 [cháo rè fēng]
12—071	昏迷风 [mwnhmizfungh]	昏迷风 [hūn mí fēng]
12—072	发冷风 [fazlwngjfungh]	发冷风 [fā lěng fēng]
12—073	迷魂风 [mizvwnzfungh]	迷魂风 [mí hún fēng]
12—074	羊风 [yangzfungh]	羊风 [yáng fēng]
12—075	马风 [majfungh]	马风 [mǎ fēng]
12—076	鹦鹉风 [yinghvujfungh]	鹦鹉风 [yīng wǔ fēng]
12—077	猪母风 [cuhmujfungh]	猪母风 [zhū mǔ fēng]

续表

编码	壮名［壮文］	中文名［汉语拼音］
12－078	老鸦风 ［laujyahfungh］	老鸦风 ［lǎo yā fēng］
12－079	鹊惊风 ［cozginghfungh］	鹊惊风 ［què jīng fēng］
12－080	蛇风 ［sezfungh］	蛇风 ［shé fēng］
12－081	发北谋 ［fatbagmou］	癫痫 ［diān xián］
12－082	癫猪风 ［denhcuhfungh］	癫猪风 ［diān zhū fēng］
12－083	路鸟子邪风 ［luniujswjsezfungh］	路鸟子邪风 ［lù niǎo zǐ xié fēng］
12－084	鱼口风 ［yizgoujfungh］	鱼口风 ［yú kǒu fēng］
12－085	螺蛳风 ［lozswhfungh］	螺蛳风 ［luó sī fēng］
12－086	寒风 ［hanzfungh］	寒风 ［hán fēng］
12－087	五鬼风 ［vujgveijfungh］	五鬼风 ［wǔ guǐ fēng］
12－088	散惊风 ［sanginghfungh］	散惊风 ［sàn jīng fēng］
12－089	乌缩风 ［vuhsuzfungh］	乌缩风 ［wū suō fēng］
12－090	虎口风 ［hujgoujfungh］	虎口风 ［hǔ kǒu fēng］
12－091	内吊风 ［neidiufungh］	内吊风 ［nèi diào fēng］
12－092	缩沙风 ［suzsahfungh］	缩沙风 ［suō shā fēng］
12－093	兵湿 ［binghcaep］	湿病 ［shī bìng］
12－094	发旺 ［fatvuengz］／本风 ［baenzfung］	风湿病 ［fēng shī bìng］
12－095	风手风脚 ［funghsouj funghgyoz］	风手风脚 ［fēng shǒu fēng jiǎo］
12－096	风湿骆尹 ［funghciz ndokin］	风湿骨痛 ［fēng shī gǔ tòng］
12－097	能显 ［naenghenj］／能蚌 ［naengboengz］	黄疸 ［huáng dǎn］
12－098	兵啰嘿 ［binghroenheiq］	气道病 ［qì dào bìng］
12－099	奔埃／埃病 ［bingh'ae］	咳嗽 ［ké sòu］
12－100	奔墨 ［baenzmaeg］／墨病 ［maegbingh］	气喘 ［qì chuǎn］
12－101	比耐来 ［biqmyaizlai］	咳痰 ［ké tán］
12－102	兵根埃 ［bingroenhaeux］	谷道病 ［gǔ dào bìng］
12－103	奔鹿 ［baenzrueg］／鹿 ［rueg］	呕吐 ［ǒu tù］
12－104	东郎 ［dungxraeng］	食滞 ［shí zhì］
12－105	白冻 ［baedungx］／屙细 ［oksiq］	泄泻 ［xiè xiè］
12－106	屙利 ［okleih］	痢疾 ［lì jí］

续表

编码	壮名［壮文］	中文名［汉语拼音］
12－107	屙嘿嘎［okhaexgaz］/ 屙意囊［okhaexndangj］	便秘［biàn mì］
12－108	屙嘿嘞［okhaexlwed］/屙意嘞［okhaexlwed］	便血［biàn xiě］
12－109	兵啰林［binghroenraemx］	水道病［shuǐ dào bìng］
12－110	幽赖［nyouhlai］	尿多［niào duō］
12－111	幽扭［nyouhniuj］	尿不畅［niào bú chàng］
12－112	幽嘞［nyouhlwed］	尿血［niào xiě］
12－113	幽卡［nyouhgaz］	癃闭［lóng bì］
12－114	笨浮［baenzfoeg］	水肿［shuǐ zhǒng］
12－115	兵啰垄［binghlohlungz］	龙路病［lóng lù bìng］
12－116	吐嘞［rueglwed］	吐血［tù xiě］
12－117	紫斑［raizbanq］	紫斑［zǐ bān］
12－118	楞嘞［ndaenglwed］	鼻衄［bí nù］
12－119	邦郎胛［bakndanggyaed］	偏瘫［piān tān］
12－120	兵啰虎［binghlohhuj］	火路病［huǒ lù bìng］
12－121	朗尹［ndang'in］/兵尹［baenzin］	痛证［tòng zhèng］
12－122	巧尹/巧坞尹［gyaeujin］	头痛［tóu tòng］
12－123	坙尹/阿闷/阿尹［aekin］	胸痛［xiōng tòng］
12－124	邦印/榭尹［sejin］	胁痛［xié tòng］
12－125	核尹［hwetin］	腰痛［yāo tòng］
12－126	嘎麻尹［gamazin］	下肢麻痛［xià zhī má tòng］
12－127	麻抹［mazmwnh］	四肢麻木［sì zhī má mù］/肢体麻木［zhī tǐ má mù］/感觉异常［gǎn jué yì cháng］
12－128	兵奈［binghnaiq］	虚病［xū bìng］
12－129	嘿奈/嘘奈［heiqnaiq］	气虚［qì xū］
12－130	兵巧坞［binghgyaeujuk］	大脑病［dà nǎo bìng］
12－131	年闹诺［ninzmboujndaek］	失眠［shī mián］
12－132	兰奔［ranzbaenq］	眩晕［xuàn yūn］
12－133	巧坞乱/发癫［ukgyaeuj luenh］	癫狂［diān kuáng］

续表

编码	壮名［壮文］	中文名［汉语拼音］
12－134	嘻尹［cijin］	乳癖［rǔ pǐ］
12－135	杂兵［binghcab］	杂病［zá bìng］
12－136	优平/汗病［youhbingz］	汗病［hàn bìng］
12－137	寝汗［hanhheu］	寝汗［qǐn hàn］
12－138	多汗［hanhlai］	多汗［duō hàn］
12－139	缩汗［hanhsup］	缩汗［suō hàn］
12－140	缩印糯哨［sukinnohsauj］	痿证［wěi zhèng］/四肢软弱［sì zhī ruǎn ruò］
12－141	发得［fatndat］	发热［fā rè］
12－142	厕幽脘［oknyouhvan］	消渴［xiāo kě］/糖尿病［táng niào bìng］
12－143	奔埃/笨埃［baenzai］	大颈病［dà jǐng bìng］/瘿瘤［yǐng liú］
12－144	滚克［ndokgut］/骆滚供［ndok ngutgung］	尪痹［wāng bì］/类风湿关节炎［lèi fēng shī guān jiē yán］
12－145	骆茨［ndokcip］	骨痹［gǔ bì］/骨关节炎［gǔ guān jié yán］
12－146	令扎［lingzcah］	强直性脊柱炎［qiáng zhí xìng jǐ zhù yán］/大偻［dà lóu］
12－147	那花［najva］	系统性红斑狼疮［xì tǒng xìng hóng bān láng chuāng］
12－148	隆茨［lungzcenh］	痛风［tòng fēng］
12－149	尿酸嗓［youhsoemj sang］	高尿酸血症［gāo niào suān xuè zhèng］
12－150	奔扫/笨扫［baenzsauj］	燥痹［zào bì］/干燥综合征［gàn zào zōng hé zhēng］
12－151	奔毕/笨毕［baenzbiz］	银屑病［yín xiè bìng］
12－152	能坚［naenggeng］	硬皮病［yìng pí bìng］
12－153	诺茨绸囊花［nohcenj caeuq naeng'va］	肌炎［jī yán］
12－154	囊茨［nohcenj］	纤维肌痛综合征［xiān wéi jī tòng zōng hé zhēng］
12－155	胴尹［dungxin］	胃痛［wèi tòng］/胃炎［wèi yán］
12－156	腊胴尹［lajdungxin］	腹痛［fù tòng］
12－157	胴尹鹿西［dungxin rueg siq］	吐泻［tù xiè］/腹痛吐泻［fù tòng tù xiè］/急性胃肠炎［jí xìng wèi cháng yán］

续表

编码	壮名［壮文］	中文名［汉语拼音］
12—158	血压嗓［hezyazsang］	高血压［gāo xuè yā］
12—159	嘞内嘘内［lwednoix hawnyieg］	气血虚弱［qì xuè xū ruò］
12—160	胴朗［dungxraeng］	食滞［shí zhì］
12—161	嘞内［lwednoix］	贫血［pín xuè］/血虚［xuè xū］
12—162	渗嘞/渗裂［ciemhlwed］	血症［xuè zhèng］/衄血［nù xiě］/过敏性紫癜［guò mǐn xìng zǐ diàn］/咳血［ké xiě］/胃出血［wèi chū xiě］/出血［chū xiě］
12—163	钵脓/钵农［bwtnong］	肺结核［fèi jié hé］/肺痈［fèi yōng］
12—164	幽来/幽赖［nyouhlai］	尿频［niào pín］
12—165	奔埃［baenzai］	甲状腺肿大［jiǎ zhuàng xiàn zhǒng dà］
12—166	发北［fatbag］	精神分裂症［jīng shén fēn liè zhèng］
12—167	毒病［dengdoeg］	中毒［zhòng dú］
12—168	急劳［gizlauz］	急性白血病［jí xìng bái xuè bìng］
12—169	幽堆［nyouhdaeh］	前列腺炎［qián liè xiàn yán］

13【壮医外科】［Ywcuengh vaigoh］

编码	壮名［壮文］	中文名［汉语拼音］
13—001	呗［baez］	无名肿毒［wú míng zhǒng dú］/丹毒［dān dú］
13—002	呗脓/呗农［baeznong］	痈疽［yōng jū］/痈疮［yōng chuāng］/痈肿［yōng zhǒng］/痈疮肿毒［yōng chuāng zhǒng dú］
13—003	呗脓巧/呗农巧［baeznonggyaeuj］	有头疽［yǒu tóu jū］
13—004	呗连［baezlienz］	无头疽［wú tóu jū］
13—005	呗疔/呗叮/呗丁［baezding］	疔［dīng］
13—006	呗奴［baeznou］	瘰疬［luǒ lì］
13—007	呗脓显/呗农显［baeznonghenj］	黄水疮［huáng shuǐ chuāng］
13—008	能嘎累［naenggalaih］	臁疮［lián chuāng］
13—009	唵唠北［oemqlauxbaeg］	冻疮［dòng chuāng］

续表

编码	壮名［壮文］	中文名［汉语拼音］
13—010	仲嘿唪尹［conghhaex baenzin］	痔疮［zhì chuāng］/痔疮出血［zhì chuāng chū xiě］
13—011	仲嘿杰［conghhaexget］	裂痔［liè zhì］
13—012	尊寸［gyoenjconh］	脱肛［tuō gāng］
13—013	仲嘿奴［conghhaex］	肛瘘［gāng lòu］
13—014	兵西弓［binghsaejgungz］	盲肠炎［máng cháng yán］/肠痈［cháng yōng］
13—015	兵嘿细嘞/兵嘿细勒［binghheiqsaejlwg］	疝气［shàn qì］/小肠气［xiǎo cháng qì］
13—016	渗裆相［coemhndangsieng］	烧烫伤［shāo tàng shāng］
13—017	额哈［ngwz haeb］	毒蛇咬伤［dú shé yǎo shāng］
13—018	活邀尹［hoziuin/binghlaenghoz］	颈椎病［jǐng zhuī bìng］
13—019	旁巴尹/邦巴尹［bangzmbaqin］	肩痹［jiān bì］/肩周炎［jiān zhōu yán］
13—020	扭像［niujsieng］	扭挫伤［niǔ cuò shāng］
13—021	夺扼/骆扔［ndokraek］	骨折［gǔ zhé］
13—022	林得叮相［laemzdwkdengsieng］	跌打损伤［diē dǎ sǔn shāng］/跌打肿痛［diē dǎ zhǒng tòng］
13—023	吟相［nyinzsieng］/兵吟［binghnyinz］	筋伤［jīn shāng］
13—024	诺吟尹［nohnyinzin］	肌筋膜炎［jī jīn mó yán］
13—025	夺核拖［ndokhwetdoed］	腰椎间盘突出［yāo zhuī jiān pán tū chū］
13—026	骨痈［ndokyungz］	骨髓炎［gǔ suǐ yán］
13—027	柔活唪痨［gyaeujhoq baenzlauz］	骨镰［gǔ lián］
13—028	能晗能累/能含能累［naenghaenz naengloij］	湿疹［shī zhěn］/皮肤瘙痒［pí fū sào yǎng］
13—029	麦蛮/笨隆［maekman］	风疹［fēng zhěn］
13—030	痂［gyak］	癣［xuǎn］/手足癣［shǒu zú xuǎn］/疥癣［jiè xuǎn］
13—031	痂怀［gyakvaiz］	牛皮癣［niú pí xuǎn］
13—032	唪呗啷［baenz baezlangh］	带状疱疹［dài zhuàng pào zhěn］/蛇串疮［shé chuàn chuāng］

续表

编码	壮名［壮文］	中文名［汉语拼音］
13－033	嗒能豪［baenznaenghaux］	白癜风［bái diàn fēng］/白驳风［bái bó fēng］
13－034	兵花留［binghvaliux］	花柳病［huā liǔ bìng］
13－035	幽尹［nyouh'in］	淋病［lìn bìng］/花柳毒淋［huā liǔ dú lín］
13－036	狠尹［hwnjin］	疖肿［jiē zhǒng］
13－037	泵栾［byoemloenq］	脱发［tuō fà］

14【壮医妇科】［Ywcuengh fugoh］

编码	壮名［壮文］	中文名［汉语拼音］
14－001	约京乱［yezginghluenh］	月经不调［yuè jīng bù tiáo］
14－002	约京斗贯［yezginghdaeujgonq］	月经先期［yuè jīng xiān qī］
14－003	约京斗浪［yezginghdaeujlaeng］	月经后期［yuè jīng hòu qī］
14－004	京瑟［gingsaek］	闭经［bì jīng］
14－005	经尹［ging'in］	痛经［tòng jīng］
14－006	兵淋嘞［binghlwed］	崩漏［bēng lòu］/功能性子宫出血［gōng néng xìng zǐ gōng chū xiě］
14－007	咪裆噜［mizndangrueg］	胎气上冲［tāi qì shàng chōng］
14－008	呔偻［daihlaeuh］	胎漏［tāi lòu］/胎损［tāi sǔn］
14－009	咪裆胴尹［mizndangdungxin］	妊娠腹痛［rèn shēn fù tòng］
14－010	呔柔/吷柔［dai raeuz］	滑胎［huá tāi］
14－011	咪裆贫埃［mizndang baenzae］	妊娠咳嗽［rèn shēn ké sòu］
14－012	咪裆幽堆［mizndang nyouhdeih］	妊娠尿淋［rèn shēn niào lín］
14－013	产呱嘻馁［canj gvaq cij noix］	产后缺乳［chǎn hòu quē rǔ］
14－014	产呱耐［canj gvaq naiq］	产后虚弱［chǎn hòu xū ruò］
14－015	产呱风稽［canj gvaq fungcaep］	产后风湿［chǎn hòu fēng shī］
14－016	产呱忍嘞卟叮［canj gvaq lwed mbouj dingz］	恶露不绝［è lù bù jué］
14－017	北嘻［baezcij］	奶疮［nǎi chuāng］/乳痈［rǔ yōng］/乳腺炎［rǔ xiàn yán］

续表

编码	壮名 [壮文]	中文名 [汉语拼音]
14—018	奆寸 [ndagconh]	阴挺 [yīn tǐng] /子宫脱垂 [zǐ gōng tuō chuí]
14—019	卟佷裆 [mboujhwnjndang]	不孕症 [bù yùn zhèng]
14—020	乒白呆 [binghbwzdai]	带下病 [dài xià bìng]
14—021	歇含 [cedhaenz]	阴痒 [yīn yǎng] /阴道炎 [yīn dào yán] /霉菌性阴道炎 [méi jūn xìng yīn dào yán]
14—022	咪裆噜 [mizndangrueg]	胎动不安 [tāi dòng bù ān]
14—023	子宫哰北 [swjgungh baenzndaek]	子宫肌瘤 [zǐ gōng jī liú]

15【壮医儿科】[Ywcuengh wzgoh]

编码	壮名 [壮文]	中文名 [汉语拼音]
15—001	嘞爷叮凉 [lwgnyez dengliengz]	小儿感冒 [xiǎo ér gǎn mào] /小儿伤风 [xiǎo ér shāng fēng]
15—002	嘞爷贫埃 [lwgnyez baenzae]	小儿咳嗽 [xiǎo ér ké sòu]
15—003	勒爷发得 [lwgnyez fatndat]	小儿高热 [xiǎo ér gāo rè]
15—004	嘞爷白冻 [lwgnyez baedungx]	小儿泄泻 [xiǎo ér xiè xiè]
15—005	嘞爷能晗能累 [lwgnyez naenghaenz naengloij]	小儿湿疹 [xiǎo ér shī zhěn]
15—006	嘞爷降佷呲 [lwgnyez gyanghwnz daej]	小儿夜啼 [xiǎo ér yè tí]
15—007	嘞爷发佰谋 [lwgnyez fat bagmou]	小儿癫痫 [xiǎo ér diān xián]
15—008	嘞爷顽瓦 [lwgnyez ngvanhngvaz]	小儿麻痹后遗症 [xiǎo ér má bì hòu yí zhèng]
15—009	嘞爷哰埃百银/唉百银 [lwgnyez baenz aebakngoenz]	百日咳 [bǎi rì ké]
15—010	嘞爷耐议 [lwgnyez naiqnyieg]	小儿营养不良 [xiǎo ér yíng yǎng bù liáng]
15—011	嘞爷鹿嘻/嘞爷噜嘻 [lwgnyez ruegcij]	溢奶 [yì nǎi]
15—012	嘞爷兵细笃 [lwgnyez binghsiqdoeg]	疫毒痢 [yì dú lì]
15—013	哰墨/嘿参 [baenzmwq]	肺炎喘嗽 [fèi yán chuǎn sòu]
15—014	墨病/哈加 [haebgyawh]	哮喘 [xiào chuǎn]

续表

编码	壮名［壮文］	中文名［汉语拼音］
15－015	笃麻［dokmaz］	麻疹［má zhěn］
15－016	喔芒［okmak］	水痘［shuǐ dòu］
15－017	航靠谋［hangzgauqmou］	痄腮［zhà sai］/猪头肥［zhū tóu féi］
15－018	小儿狠风/佷风［lwgnyez hwnjfung］	惊风［jīng fēng］
15－019	嘞爷幽哩［lwgnyez nyouhlih］	小儿遗尿［xiǎo ér yí niào］
15－020	呔显［daihhenj］	初生儿黄疸［chū shēng ér huáng dǎn］
15－021	哮疳［baenzgam］	疳症［gān zhèng］
15－022	胴西咪暖［dungxsaej miznon］	肠道寄生虫病［cháng dào jì shēng chóng bìng］/小儿虫症［xiǎo ér chóng zhèng］
15－023	卟哏［mboujgwn］/兵卟哏［binghmboujgwn］	积滞［jī zhì］/厌食症［yàn shí zhèng］
15－024	呗傍/贝傍寒［baezbak/baezbakhanq］	鹅口疮［é kǒu chuāng］
15－025	勒爷喔细［lwgnyez oksiq］	小儿泄泻［xiǎo ér xiè xiè］

16【壮医五官科】［Ywcuengh vujgvanhgoh］

编码	壮名［壮文］	中文名［汉语拼音］
16－001	嘞嗒咛［lwgda'nding］	急性结膜炎［jí xìng jié mó yán］/火眼［huǒ yǎn］
16－002	楞瑟/楞涩［ndaengsaek］	鼻渊［bí yuān］/鼻炎［bí yán］
16－003	诺嚎哒［nohheuj ndat］	牙周炎［yá zhōu yán］
16－004	吧尹［bakin］	口腔溃疡［kǒu qiāng kuì yáng］
16－005	货烟妈/货尹蛮［hozinmanh］	咽炎［yān yán］/咽痛［yān tòng］/口腔溃疡［kǒu qiāng kuì yáng］/咽喉炎［yān hóu yán］/扁桃体炎［biǎn táo tǐ yán］/咽喉疼痛［yān hóu téng tòng］/口腔炎［kǒu qiāng yán］
16－006	叻脓［rwznong］	中耳炎［zhōng ěr yán］
16－007	哪脾［najgyad］	面瘫［miàn tān］
16－008	兵霜火豪/冰霜火豪［binghsienghozhau］	白喉［bái hóu］

续表

编码	壮名［壮文］	中文名［汉语拼音］
16－009	嚎尹［heujin］	牙痛［yá tòng］
16－010	嘞嗒化/嘞嗒网［lwgdavaq］	视力下降［shì lì xià jiàng］

17【壮医骨伤科】［Ywcuengh guzsanghgoh］

编码	壮名［壮文］	中文名［汉语拼音］
17－001	夺扼/骆扔［ndokraek］	骨折［gǔ zhé］
17－002	叮相［dengsieng］	损伤［sǔn shāng］
17－003	相骆扔［siengndokraek］	折伤［zhé shāng］
17－004	骆扔［ndokraek］	折骨列肤［zhé gǔ liè fū］
17－005	骆扔吟关［ndokraek nyinzgoenq］	折骨绝筋［zhé gǔ jué jīn］
17－006	折疡［cezyang］	折疡［zhé yáng］
17－007	踒跌［vohdez］	踒跌［wō diē］
17－008	骨骺分离［guzhou faenliz］	骨骺分离［gǔ hóu fēn lí］
17－009	锁骨骆扔［sojguz ndokraek］	锁骨骨折［suǒ gǔ gǔ zhé］
17－010	肩胛骨骆扔［genhgyazguz ndokraek］	肩胛骨骨折［jiān jiǎ gǔ gǔ zhé］
17－011	肱骨外科颈骆扔［gunghguz vaigoh gingjguz ndokraek］	肱骨外科颈骨折［gōng gǔ wài kē jǐng gǔ zhé］
17－012	肱骨髁上骆扔［gunghguz gohsang ndokraek］	肱骨髁上骨折［gōng gǔ kē shàng gǔ zhé］
17－013	肱骨髁间骆扔［gunghguz gohgenh ndokraek］	肱骨髁间骨折［gōng gǔ kē jiān gǔ zhé］
17－014	肱骨外髁骆扔［gunghguz vaigoh ndokraek］	肱骨外髁骨折［gōng gǔ wài kē gǔ zhé］
17－015	肱骨内上髁骆扔［gunghguz neisanggoh ndokraek］	肱骨内上髁骨折［gōng gǔ nèi shàng kē gǔ zhé］
17－016	尺骨鹰嘴骆扔［cizguz yinghsuij ndokraek］	尺骨鹰嘴骨折［chǐ gǔ yīng zuǐ gǔ zhé］
17－017	桡骨头骆扔［yauzguzdouz ndokraek］	桡骨头骨折［ráo gǔ tóu gǔ zhé］
17－018	青枝骆扔［cinghcih ndokraek］	青枝骨折［qīng zhī gǔ zhé］

续表

编码	壮名［壮文］	中文名［汉语拼音］
17—019	裂缝骆扔［lezfungz ndokraek］	裂缝骨折［liè fèng gǔ zhé］
17—020	桡尺骨干双骆扔 ［yauzcizguzgansangh ndokraek］	桡尺骨干双骨折 ［ráo chǐ gǔ gàn shuāng gǔ zhé］
17—021	尺骨干骆扔［cizguzgan ndokraek］	尺骨干骨折［chǐ gǔ gàn gǔ zhé］
17—022	桡骨干骆扔［yauzguzgan ndokraek］	桡骨干骨折［ráo gǔ gàn gǔ zhé］
17—023	尺骨上三分之一骨折合并桡骨头脱位 ［cizguzsang sam fwnh cih it guz cezhoz bing yauzguzdouz dozvei］	尺骨上三分之一骨折合并桡骨头脱位［chǐ gǔ shàng sān fēn zhī yī gǔ zhé hé bìng ráo gǔ tóu tuō wèi］
17—024	桡骨下三分之一骨折合并桡尺骨关节脱位 ［yauzguzya sam fwnh cih it guz cezhoz bingq yauzcizguz gvanhcez dozvei］	桡骨下三分之一骨折合并桡尺骨关节脱位 ［ráo gǔ xià sān fēn zhī yī gǔ zhé hé bìng ráo chǐ gǔ guān jié tuō wèi］
17—025	桡骨下端骆扔 ［yauzguz yadonh ndokraek］	桡骨下端骨折［ráo gǔ xià duān gǔ zhé］
17—026	腕舟骨骆扔［vanjcouhguz ndokraek］	腕舟骨骨折［wàn zhōu gǔ gǔ zhé］
17—027	掌骨骆扔［cangjguz ndokraek］	掌骨骨折［zhǎng gǔ gǔ zhé］
17—028	指骨骆扔［cijguz ndokraek］	指骨骨折［zhǐ gǔ gǔ zhé］
17—029	股骨颈骆扔［gujguzgingj ndokraek］	股骨颈骨折［gǔ gǔ jǐng gǔ zhé］
17—030	股骨粗隆间骆扔 ［gujguzcuhlungzgenh ndokraek］	股骨粗隆间骨折［gǔ gǔ cū lóng jiān gǔ zhé］
17—031	股骨干骆扔［gujguzgan ndokraek］	股骨干骨折［gǔ gǔ gàn gǔ zhé］
17—032	股骨髁上骆扔［gujguzgohsang ndokraek］	股骨髁上骨折［gǔ gǔ kē shàng gǔ zhé］
17—033	股骨髁部骆扔［gujguzgohbu ndokraek］	股骨髁部骨折［gǔ gǔ kē bù gǔ zhé］
17—034	髌骨骆扔［binguz ndokraek］	髌骨骨折［bìn gǔ gǔ zhé］
17—035	胫骨髁骆扔［gingguzgoh ndokraek］	胫骨髁骨折［jìng gǔ kē gǔ zhé］
17—036	胫腓骨干双骆扔 ［gingfeizguzgansangh ndokraek］	胫腓骨干双骨折 ［jìng féi gǔ gàn shuāng gǔ zhé］
17—037	腓骨干骆扔［feizguzgan ndokraek］	腓骨干骨折［féi gǔ gàn gǔ zhé］
17—038	踝部骆扔［vaizbu ndokraek］	踝部骨折［huái bù gǔ zhé］
17—039	距骨骆扔［giguz ndokraek］	距骨骨折［jù gǔ gǔ zhé］
17—040	跟骨骆扔［gwnhguz ndokraek］	跟骨骨折［gēn gǔ gǔ zhé］

续表

编码	壮名［壮文］	中文名［汉语拼音］
17－041	足舟骨骆扔［cuzcouhguz ndokraek］	足舟骨骨折［zú zhōu gǔ gǔ zhé］
17－042	跖骨骆扔［cizguz ndokraek］	跖骨骨折［zhí gǔ gǔ zhé］
17－043	趾骨骆扔［cijguz ndokraek］	趾骨骨折［zhǐ gǔ gǔ zhé］
17－044	肋骨骆扔［lwzguz ndokraek］	肋骨骨折［lèi gǔ gǔ zhé］
17－045	颈椎单纯骆扔 ［gingjcuih danhcunz ndokraek］	颈椎单纯骨折［jǐng zhuī dān chún gǔ zhé］
17－046	寰枢椎骆扔［vanzsuhcuih ndokraek］	寰枢椎骨折［huán shū zhuī gǔ zhé］
17－047	胸腰椎骆扔［yunghyauhcuih ndokraek］	胸腰椎骨折［xiōng yāo zhuī gǔ zhé］
17－048	脊柱骆扔［cizcu ndokraek］	脊柱骨折［jǐ zhù gǔ zhé］
17－049	外伤性截瘫［vaisanghsing cezdanh］	外伤性截瘫［wài shāng xìng jié tān］
17－050	骨盆骆扔［guzbwnz ndokraek］	骨盆骨折［gǔ pén gǔ zhé］
17－051	脱位［dozvei］	脱位［tuō wèi］
17－052	下颌关节脱位［yahoz gvanhcez dozvei］	下颌关节脱位［xià hé guān jié tuō wèi］
17－053	胸锁关节脱位［yunghsoj gvanhcez dozvei］	胸锁关节脱位［xiōng suǒ guān jié tuō wèi］
17－054	肩关节脱位［genhgvanhcez dozvei］	肩关节脱位［jiān guān jié tuō wèi］
17－055	肘关节脱位［coujgvanjcez dozvei］	肘关节脱位［zhǒu guān jié tuō wèi］
17－056	勒爷桡骨头半脱位 ［lwgnyez yauzguzdouz bandozvei］	小儿桡骨头半脱位 ［xiǎo ér ráo gǔ tóu bàn tuō wèi］
17－057	拇指腕掌关节脱位 ［mujcij vanjcangj gvanhcez dozvei］	拇指腕掌关节脱位 ［mǔ zhǐ wàn zhǎng guān jié tuō wèi］
17－058	掌指关节脱位 ［cangjcij gvanhcez dozvei］	掌指关节脱位［zhǎng zhǐ guān jié tuō wèi］
17－059	拇指掌指关节脱位 ［mujcij cangjcij gvanhcez dozvei］	拇指掌指关节脱位 ［mǔ zhǐ zhǎng zhǐ guān jié tuō wèi］
17－060	指间关节脱位 ［cijgenh gvanhcez dozvei］	指间关节脱位［zhǐ jiān guān jié tuō wèi］
17－061	髋关节脱位［gvanhgvanhcez dozvei］	髋关节脱位［kuān guān jié tuō wèi］
17－062	膝关节脱位［cizgvanhcez dozvei］	膝关节脱位［xī guān jié tuō wèi］
17－063	髌骨脱位［binguz dozvei］	髌骨脱位［bìn gǔ tuō wèi］
17－064	距骨脱位［giguz dozvei］	距骨脱位［jù gǔ tuō wèi］

续表

编码	壮名［壮文］	中文名［汉语拼音］
17—065	跖跗关节脱位［cizfu gvanhcez dozvei］	跖跗关节脱位［zhí fū guān jié tuō wèi］
17—066	趾跖趾关节脱位 ［cijciz cijgvanhcez dozvei］	趾跖趾关节脱位 ［zhǐ zhí zhǐ guān jié tuō wèi］
17—067	足趾间关节脱位 ［cuzcijgenh gvanhcez dozvei］	足趾间关节脱位 ［zú zhǐ jiān guān jié tuō wèi］
17—068	骆码不齐［ndok maj mbouj caez］	成骨不全［chéng gǔ bù quán］
17—069	骆甲码不齐［ndokgyaed maj mbouj caez］	软骨发育不全［ruǎn gǔ fā yù bù quán］
17—070	先天性合品［senhdenhsing hozmbit］	先天性斜颈［xiān tiān xìng xié jǐng］
17—071	脊柱裂［cizculez］	脊柱裂［jǐ zhù liè］
17—072	椎弓峡部裂及脊柱滑脱 ［cuihgunghyazbu caeuq cizcu vazdoz］	椎弓峡部裂及脊柱滑脱 ［zhuī gōng xiá bù liè jí jǐ zhù huá tuō］
17—073	先天性髋关节脱位 ［senhdenhsing gvanhgvanhcez dozvei］	先天性髋关节脱位 ［xiān tiān xìng kuān guān jié tuō wèi］
17—074	先天性胫骨假关节 ［senhdenhsing gingguz gyajgvanhcez］	先天性胫骨假关节 ［xiān tiān xìng jìng gǔ jiǎ guān jié］
17—075	膝内翻［cizneifanh］	膝内翻［xī nèi fān］
17—076	膝外翻［cizvaifanh］	膝外翻［xī wài fān］
17—077	拇外翻［mujvaifanh］	拇外翻［mǔ wài fān］
17—078	先天性马蹄内翻足 ［senhdenhsing majdiz neifanhcuz］	先天性马蹄内翻足 ［xiān tiān xìng mǎ tí nèi fān zú］
17—079	急性化脓性骨髓炎 ［gizsing vanungzsing guzsuijyenz］	急性化脓性骨髓炎 ［jí xìng huà nóng xìng gǔ suǐ yán］
17—080	慢性化脓性骨髓炎 ［mansing vanungzsing guzsuijyenz］	慢性化脓性骨髓炎 ［màn xìng huà nóng xìng gǔ suǐ yán］
17—081	硬化性骨髓炎［ying'vasing guzsuijyenz］	硬化性骨髓炎［yìng huà xìng gǔ suǐ yán］
17—082	化脓性关节炎 ［vanungzsing gvanhcezyenz］	化脓性关节炎［huà nóng xìng guān jié yán］
17—083	骆绸关节梅毒 ［ndok caeuq gvanhcez meizduz］	骨与关节梅毒［gǔ yǔ guān jié méi dú］

续表

编码	壮名［壮文］	中文名［汉语拼音］
17—084	巧货勃［gyaeujhoq foeg］	骨关节结核［gǔ guān jié jié hé］/骨痨［gǔ láo］
17—085	骆芡［ndokcip］/骨关节炎［guzgvanhcezyenz］	骨关节炎［gǔ guān jié yán］
17—086	滚克［ndokgut］/骆滚供［ndok ngutgung］	类风湿关节炎［lèi fēng shī guān jié yán］
17—087	令扎［lingzcah］/强直性脊柱炎［gyangzcizsing cizcuyenz］	强直性脊柱炎［qiáng zhí xìng jǐ zhù yán］
17—088	隆芡［lungzcenh］/痛风性关节炎［dungfunghsing gvanhcezyenz］	痛风性关节炎［tòng fēng xìng guān jié yán］
17—089	神经性关节炎［sinzginghsing gvanhcezyenz］	神经性关节炎［shén jīng xìng guān jié yán］
17—090	勒爷顽瓦［lwgnyez ngvanhngvaz］	小儿麻痹后遗症［xiǎo ér má bì hòu yí zhèng］
17—091	大脑性瘫痪［danaujsing danhvan］	大脑性瘫痪［dà nǎo xìng tān huàn］
17—092	吟拼［nyinzbengq］	筋挛［jīn luán］
17—093	吟缩收［nyinzsupsou］	筋缩［jīn suō］
17—094	吟品［nyinzmbit］	筋歪［jīn wāi］
17—095	骆送［ndoksoeng］	骨质疏松症［gǔ zhì shū sōng zhèng］
17—096	骆狠勃［ndokhwnjfoeg］	骨瘤［gǔ liú］
17—097	骆诺狠勃［ndoknoh hwnjfoeg］	骨肉瘤［gǔ ròu liú］
17—098	骆文骆勃［ndokunq ndokfoeg］	骨软骨瘤［gǔ ruǎn gǔ liú］
17—099	骨巨细胞瘤［guzgiq sibauhliuz］	骨巨细胞瘤［gǔ jù xì bāo liú］
17—100	骨髓瘤［guzsuijliuz］	骨髓瘤［gǔ suǐ liú］
17—101	氟骨病［fuzguzbing］	氟骨病［fú gǔ bìng］
17—102	旁巴叮相/邦巴叮相［bangzmbaq dengsieng］	肩部扭挫伤［jiān bù niǔ cuò shāng］
17—103	旁巴拼尹［bangzmbaq bengqin］	牵拉肩［qiān lā jiān］
17—104	旋前圆肌综合征［senzcenzyenzgih cunghhozcwng］	旋前圆肌综合征［xuán qián yuán jī zōng hé zhēng］

续表

编码	壮名［壮文］	中文名［汉语拼音］
17－105	肩袖损伤［genhciu niujsangh］	肩袖损伤［jiān xiù sǔn shāng］
17－106	旋后肌综合征 ［senzhougih cunghhozcwng］	旋后肌综合征 ［xuán hòu jī zōng hé zhēng］
17－107	肱骨内上髁炎 ［gunghguz neisanggohyenz］	肱骨内上髁炎 ［gōng gǔ nèi shàng kē yán］
17－108	肱骨外上髁炎 ［gunghguz vaisanggohyenz］	肱骨外上髁炎 ［gōng gǔ wài shàng kē yán］
17－109	肘关节扭挫伤 ［coujgvanhcez niujcosangh］	肘关节扭挫伤 ［zhǒu guān jié niǔ cuò shāng］
17－110	桡侧伸腕肌腱周围炎［yauzcwz sinhvanj gihgen couhveizyenz］	桡侧伸腕肌腱周围炎 ［ráo cè shēn wàn jī jiàn zhōu wéi yán］
17－111	腕管综合征［vanjgvanj cunghhozcwng］	腕管综合征［wàn guǎn zōng hé zhēng］
17－112	腕关节扭伤［vanjgvanhcez niujsangh］	腕关节扭伤［wàn guān jié niǔ shāng］
17－113	弹响指［danzyangjcij］	弹响指［tán xiǎng zhǐ］
17－114	腱鞘囊肿［gensiuq nangzcungj］	腱鞘囊肿［jiàn qiào náng zhǒng］
17－115	梨状肌综合征［lizcanggih cunghhozcwng］	梨状肌综合征［lí zhuàng jī zōng hé zhēng］
17－116	臀肌挛缩症［dunzgih lonzsuzcwng］	臀肌挛缩症［tún jī luán suō zhèng］
17－117	腘窝囊肿［gozvoh nangzcungj］	腘窝囊肿［guó wō náng zhǒng］
17－118	髌骨软化症［binguz yonjvacwng］	髌骨软化症［bìn gǔ ruǎn huà zhèng］
17－119	膝关节创伤性滑膜炎［cizgvanhcez cang- sanghsing vazmozyenz］	膝关节创伤性滑膜炎 ［xī guān jié chuāng shāng xìng huá mó yán］
17－120	半月板损伤［banyezbanj sunjsangh］	半月板损伤［bàn yuè bǎn sǔn shāng］
17－121	膝交叉韧带损伤 ［cizgyauhcah yindai sunjsangh］	膝交叉韧带损伤 ［xī jiāo chā rèn dài sǔn shāng］
17－122	叮久尹［dingiujin］	跟痛症［gēn tòng zhèng］
17－123	跖痛症［cizdungcwng］	跖痛症［zhí tòng zhèng］
17－124	活邀尹［hoziuin］	颈椎病［jǐng zhuī bìng］
17－125	胸椎小关节错缝 ［yunghcuih siujgvanhcez cofungz］	胸椎小关节错缝 ［xiōng zhuī xiǎo guān jié cuò fèng］

续表

编码	壮名［壮文］	中文名［汉语拼音］
17—126	胸廓出口综合征 ［yunghgoz cuzgouj cunghhozcwng］	胸廓出口综合征 ［xiōng kuò chū kǒu zōng hé zhēng］
17—127	夺核拖/骆核拖 ［ndokhwetdoz］	腰椎间盘突出症 ［yāo zhuī jiān pán tū chū zhèng］
17—128	慢性腰肌劳损 ［mansing yauhgih lauzsunj］	慢性腰肌劳损 ［màn xìng yāo jī láo sǔn］
17—129	第三腰椎横突综合征 ［daihsam yauhcuih hwngzduz cunghhozcwng］	第三腰椎横突综合征 ［dì sān yāo zhuī héng tū zōng hé zhēng］
17—130	腰椎椎管狭窄症 ［yauhcuih cuihgvanj gyazcwzcwng］	腰椎椎管狭窄症 ［yāo zhuī zhuī guǎn xiá zhǎi zhèng］
17—131	急性腰扭伤 ［gizsing yauhniujsangh］	急性腰扭伤 ［jí xìng yāo niǔ shāng］
17—132	骶髂关节损伤 ［dijyaz gvanhcez sunjsangh］	骶髂关节损伤 ［dǐ qià guān jié sǔn shāng］
17—133	骶尾部挫伤 ［dijveijbu cosangh］	骶尾部挫伤 ［dǐ wěi bù cuò shāng］
17—134	臂丛神经损伤 ［bizcungz sinzgingh sunjsangh］	臂丛神经损伤 ［bì cóng shén jīng sǔn shāng］
17—135	桡神经损伤 ［yauzsinzgingh sunjsangh］	桡神经损伤 ［ráo shén jīng sǔn shāng］
17—136	尺神经损伤 ［cizsinzgingh sunjsangh］	尺神经损伤 ［chǐ shén jīng sǔn shāng］
17—137	正中神经损伤 ［cwngcungh sinzgingh sunjsangh］	正中神经损伤 ［zhèng zhōng shén jīng sǔn shāng］
17—138	腓总神经损伤 ［feizcungjsinzgingh sunjsangh］	腓总神经损伤 ［féi zǒng shén jīng sǔn shāng］
17—139	胫神经损伤 ［gingsinzgingh sunjsangh］	胫神经损伤 ［jìng shén jīng sǔn shāng］
17—140	坐骨神经损伤 ［coguz sinzgingh sunjsangh］	坐骨神经损伤 ［zuò gǔ shén jīng sǔn shāng］
17—141	扭像 ［niujsieng］	扭伤 ［niǔ shāng］
17—142	断裂伤 ［donlezsangh］	断裂伤 ［duàn liè shāng］
17—143	撕裂伤 ［swhlezsangh］	撕裂伤 ［sī liè shāng］
17—144	碾挫伤 ［nenjcosangh］	碾挫伤 ［niǎn cuò shāng］
17—145	开放性损伤 ［gaihfanghsing sunjsangh］	开放性损伤 ［kāi fàng xìng sǔn shāng］

续表

编码	壮名［壮文］	中文名［汉语拼音］
17—146	闭合性损伤［bihozsing sunjsangh］	闭合性损伤［bì hé xìng sǔn shāng］
17—147	持续劳损［lienzdaemh lauzsunj］	持续劳损［chí xù láo sǔn］
17—148	颞颌关节紊乱症 ［nezhoz gvanhcez vwnloncwng］	颞颌关节紊乱症 ［niè hé guān jié wěn luàn zhèng］
17—149	骨错缝［guzcufungz］	骨错缝［gǔ cuò fèng］
17—150	筋出槽［ginhcuzcauz］	筋出槽［jīn chū cáo］
17—151	腰椎退行性滑脱 ［yauhcuih duihingzsing vazdoz］	腰椎退行性滑脱 ［yāo zhuī tuì xíng xìng huá tuō］

18【壮医经筋科】［Ywcuengh megnyinzgoh］

编码	壮名［壮文］	中文名［汉语拼音］
18—001	经筋［megnyinz］	经筋［jīng jīn］
18—002	吟斑揪［nyinz hwnjgeuq］	筋挛［jīn luán］
18—003	吟收［nyinzsuk］	筋缩［jīn suō］
18—004	吟相［nyinzsieng］	筋伤［jīn shāng］
18—005	吟关［nyinzgoenq］	筋断［jīn duàn］
18—006	吟佬［nyinzlaux］	筋粗［jīn cū］
18—007	吟卷［nyinzgiet］	筋结［jīn jié］
18—008	手太阴经筋［soujdaiyinh megnyinz］	手太阴经筋［shǒu tài yīn jīng jīn］
18—009	手阳明经筋［soujyangzmingz megnyinz］	手阳明经筋［shǒu yáng míng jīng jīn］
18—010	足阳明经筋［cuzyangzmingz megnyinz］	足阳明经筋［zú yáng míng jīng jīn］
18—011	足太阴经筋［cuzdaiyinh megnyinz］	足太阴经筋［zú tài yīn jīng jīn］
18—012	手少阴经筋［soujsauyinh megnyinz］	手少阴经筋［shǒu shào yīn jīng jīn］
18—013	手太阳经筋［soujdaiyangz megnyinz］	手太阳经筋［shǒu tài yáng jīng jīn］
18—014	足太阳经筋［cuzdaiyangz megnyinz］	足太阳经筋［zú tài yáng jīng jīn］
18—015	足少阴经筋［cuzsauyinh megnyinz］	足少阴经筋［zú shào yīn jīng jīn］
18—016	手厥阴经筋［soujgezyinh megnyinz］	手厥阴经筋［shǒu jué yīn jīng jīn］
18—017	手少阳经筋［soujsauyangz megnyinz］	手少阳经筋［shǒu shào yáng jīng jīn］
18—018	足少阳经筋［cuzsauyangz megnyinz］	足少阳经筋［zú shào yáng jīng jīn］

续表

编码	壮名［壮文］	中文名［汉语拼音］
18－019	足厥阴经筋［cuzgezyinh megnyinz］	足厥阴经筋［zú jué yīn jīng jīn］
18－020	吟卷点［nyinzgietdiemj］	筋结点［jīn jié diǎn］
18－021	小指尖吟卷［siujcijsenh nyinzgiet］	小指尖筋结［xiǎo zhǐ jiān jīn jié］
18－022	第五掌中吟卷 ［daihhaj cangjcungh nyinzgiet］	第五掌中筋结［dì wǔ zhǎng zhōng jīn jié］
18－023	尺骨茎突吟卷［cizguz gingduz nyinzgiet］	尺骨茎突筋结［chǐ gǔ jīng tū jīn jié］
18－024	肱骨内上髁吟卷 ［gunghguznei sang'vaiz nyinzgiet］	肱骨内上髁筋结 ［gōng gǔ nèi shàng kē jīn jié］
18－025	肱三头肌外侧吟卷 ［gunghsanhdouzgih vaicwz nyinzgiet］	肱三头肌外侧筋结［gōng sān tóu jī wài cè jīn jié］
18－026	大小圆肌吟卷［dasiujyenzgih nyinzgiet］	大小圆肌筋结［dà xiǎo yuán jī jīn jié］
18－027	菱形肌吟卷［lingzhingzgih nyinzgiet］	菱形肌筋结［líng xíng jī jīn jié］
18－028	肩胛提肌起吟卷 ［genhgyaz dizgihgij nyinzgiet］	肩胛提肌起筋结［jiān jiǎ tí jī qǐ jīn jié］
18－029	肩胛提肌止吟卷 ［genhgyaz dizgihcij nyinzgiet］	肩胛提肌止筋结［jiān jiǎ tí jī zhǐ jīn jié］
18－030	枕大神经（风池）吟卷［sinjdasinzgingh （funghciz）nyinzgiet］	枕大神经筋结［zhěn dà shén jīng jīn jié］
18－031	角吩吟卷［goekrwz nyinzgiet］	耳根筋结［ěr gēn jīn jié］
18－032	颞上吟卷［nezsang nyinzgiet］	颞上筋结［niè shàng jīn jié］
18－033	第二掌骨吟卷 ［daihngeih cangjguz nyinzgiet］	第二掌骨筋结［dì èr zhǎng gǔ jīn jié］
18－034	桡骨茎突吟卷 ［yauzguz gingduz nyinzgiet］	桡骨茎突筋结［ráo gǔ jīng tū jīn jié］
18－035	旋后肌吟卷［senzhougih nyinzgiet］	旋后肌筋结［xuán hòu jī jīn jié］
18－036	肱骨外上髁吟卷 ［gunghguz vaisang'vaiz nyinzgiet］	肱骨外上髁筋结 ［gōng gǔ wài shàng kē jīn jié］
18－037	肱二头肌短头吟卷 ［gungh'wdouzgih donjdouz nyinzgiet］	肱二头肌短头筋结 ［gōng èr tóu jī duǎn tóu jīn jié］
18－038	咬肌吟卷［yaujgih nyinzgiet］	咬肌筋结［yǎo jī jīn jié］

续表

编码	壮名［壮文］	中文名［汉语拼音］
18—039	斜方肌吟卷［sezfanghgih nyinzgiet］	斜方肌筋结［xié fāng jī jīn jié］
18—040	次指掌骨吟卷［swcij cangjguz nyinzgiet］	次指掌骨筋结［cì zhǐ zhǎng gǔ jīn jié］
18—041	腕中吟卷［vanjcungh nyinzgiet］	腕中筋结［wàn zhōng jīn jié］
18—042	三角肌吟卷［sanhgozgih nyinzgiet］	三角肌筋结［sān jiǎo jī jīn jié］
18—043	肩峰吟卷［genhfungh nyinzgiet］	肩峰筋结［jiān fēng jīn jié］
18—044	肩胛上神经吟卷 ［genhgyazsang sinzgingh nyinzgiet］	肩胛上神经筋结 ［jiān jiǎ shàng shén jīng jīn jié］
18—045	颈斜角肌吟卷［gingjsezgozgih nyinzgiet］	颈斜角肌筋结［jǐng xié jiǎo jī jīn jié］
18—046	拇长屈肌腱鞘吟卷 ［mujcangzgizgih genciu nyinzgiet］	拇长屈肌腱鞘筋结 ［mǔ cháng qū jī jiàn qiào jīn jié］
18—047	桡管吟卷［yauzgvanj nyinzgiet］	桡管筋结［ráo guǎn jīn jié］
18—048	胸大肌吟卷［yunghdagih nyinzgiet］	胸大肌筋结［xiōng dà jī jīn jié］
18—049	掌腱膜吟卷［cangjgenmoz nyinzgiet］	掌腱膜筋结［zhǎng jiàn mó jīn jié］
18—050	掌长肌吟卷［cangjcangzgih nyinzgiet］	掌长肌筋结［zhǎng cháng jī jīn jié］
18—051	桡侧腕屈肌吟卷 ［yauzcwzvanjgizgih nyinzgiet］	桡侧腕屈肌筋结［ráo cè wàn qū jī jīn jié］
18—052	桡骨粗隆吟卷 ［yauzguz cuhlungz nyinzgiet］	桡骨粗隆筋结［ráo gǔ cū lóng jīn jié］
18—053	喙肱肌吟卷［veigunghgih nyinzgiet］	喙肱肌筋结［huì gōng jī jīn jié］
18—054	胸小肌吟卷［yunghsiujgih nyinzgiet］	胸小肌筋结［xiōng xiǎo jī jīn jié］
18—055	第五掌指吟卷［daihhaj cangjcij nyinzgiet］	第五掌指筋结［dì wǔ zhǎng zhǐ jīn jié］
18—056	尺侧腕屈肌吟卷 ［cizcwzvanjgizgih nyinzgiet］	尺侧腕屈肌筋结［chǐ cè wàn qū jī jīn jié］
18—057	肱肌吟卷［gunghgih nyinzgiet］	肱肌筋结［gōng jī jīn jié］
18—058	腋窝吟卷［yizvoh nyinzgiet］	腋窝筋结［yè wō jīn jié］
18—059	外踝吟卷［vaivaiz nyinzgiet］	外踝筋结［wài huái jīn jié］
18—060	足跟吟卷［cuzgwnh nyinzgiet］	足跟筋结［zú gēn jīn jié］
18—061	腓肠肌吟卷［feizcangzgih nyinzgiet］	腓肠肌筋结［féi cháng jī jīn jié］
18—062	比目鱼肌吟卷［bijmuzyizgih nyinzgiet］	比目鱼肌筋结［bǐ mù yú jī jīn jié］
18—063	腘绳肌吟卷［gozswngzgih nyinzgiet］	腘绳肌筋结［guó shéng jī jīn jié］

续表

编码	壮名［壮文］	中文名［汉语拼音］
18－064	股二头肌吟卷［gujwdouzgih nyinzgiet］	股二头肌筋结［gǔ èr tóu jī jīn jié］
18－065	臀肌吟卷［dunzgih nyinzgiet］	臀肌筋结［tún jī jīn jié］
18－066	坐骨结节吟卷［coguz gezcez nyinzgiet］	坐骨结节筋结［zuò gǔ jié jié jīn jié］
18－067	臀中肌吟卷［dunzcunghgih nyinzgiet］	臀中肌筋结［tún zhōng jī jīn jié］
18－068	臀上皮吟卷［dunzsangbiz nyinzgiet］	臀上皮筋结［tún shàng pí jīn jié］
18－069	夹脊吟卷［gyazciz nyinzgiet］	夹脊筋结［jiā jǐ jīn jié］
18－070	冈上肌吟卷［ganghsanggih nyinzgiet］	冈上肌筋结［gāng shàng jī jīn jié］
18－071	肩胛提肌吟卷［genhgyazdizgih nyinzgiet］	肩胛提肌筋结［jiān jiǎ tí jī jīn jié］
18－072	项韧带吟卷［hang'yindai nyinzgiet］	项韧带筋结［xiàng rèn dài jīn jié］
18－073	颞上线吟卷［nezsangsen nyinzgiet］	颞上线筋结［niè shàng xiàn jīn jié］
18－074	眶上吟卷［gvangsang nyinzgiet］	眶上筋结［kuàng shàng jīn jié］
18－075	趾背吟卷［cijbei nyinzgiet］	趾背筋结［zhǐ bèi jīn jié］
18－076	趾长伸肌吟卷［cijcangzsinhgih nyinzgiet］	趾长伸肌筋结［zhǐ cháng shēn jī jīn jié］
18－077	腓骨短肌吟卷［feizguzdonjgih nyinzgiet］	腓骨短肌筋结［féi gǔ duǎn jī jīn jié］
18－078	腓骨长肌吟卷 ［feizguzcangzgih nyinzgiet］	腓骨长肌筋结［féi gǔ cháng jī jīn jié］
18－079	膝外吟卷［cizvai nyinzgiet］	膝外筋结［xī wài jīn jié］
18－080	股外肌吟卷［gujvaigih nyinzgiet］	股外肌筋结［gǔ wài jī jīn jié］
18－081	股中肌吟卷［gujcunghgih nyinzgiet］	股中肌筋结［gǔ zhōng jī jīn jié］
18－082	梨状肌吟卷［lizcanggih nyinzgiet］	梨状肌筋结［lí zhuàng jī jīn jié］
18－083	髂胫束吟卷［gyazgingsuz nyinzgiet］	髂胫束筋结［qià jìng shù jīn jié］
18－084	肋间肌吟卷［lwzguzgih nyinzgiet］	肋间肌筋结［lèi jiān jī jīn jié］
18－085	胸锁乳突肌吟卷 ［yunghsojyujduzgih nyinzgiet］	胸锁乳突肌筋结［xiōng suǒ rǔ tū jī jīn jié］
18－086	提口角肌吟卷［dozgoujgozgih nyinzgiet］	提口角肌筋结［tí kǒu jiǎo jī jīn jié］
18－087	颞中线吟卷［nezcunghsen nyinzgiet］	颞中线筋结［niè zhōng xiàn jīn jié］
18－088	趾间滑囊吟卷 ［cijgenhvaznangz nyinzgiet］	趾间滑囊筋结［zhǐ jiān huá náng jīn jié］
18－089	足拇长伸肌吟卷 ［cuzmujcangzsinhgih nyinzgiet］	足拇长伸肌筋结 ［zú mǔ cháng shēn jī jīn jié］

续表

编码	壮名〔壮文〕	中文名〔汉语拼音〕
18—090	胫外髁吟卷〔ging'vaivaiz nyinzgiet〕	胫外踝筋结〔jìng wài huái jīn jié〕
18—091	股直肌吟卷〔gujcizgih nyinzgiet〕	股直肌筋结〔gǔ zhí jī jīn jié〕
18—092	腹股沟吟卷〔fuzgujgouh nyinzgiet〕	腹股沟筋结〔fù gǔ gōu jīn jié〕
18—093	腰大肌吟卷〔yauhdagih nyinzgiet〕	腰大肌筋结〔yāo dà jī jīn jié〕
18—094	臀上皮神经筋结〔dunzsangbiz sinzgingh nyinzgiet〕	臀上皮神经筋结〔tún shàng pí shén jīng jīn jié〕
18—095	足拇展肌吟卷〔cuzmujcanjgih nyinzgiet〕	足拇展肌筋结〔zú mǔ zhǎn jī jīn jié〕
18—096	内踝吟卷〔neivaiz nyinzgiet〕	内踝筋结〔nèi huái jīn jié〕
18—097	内侧副韧带吟卷〔neicwzfuyindai nyinzgiet〕	内侧副韧带筋结〔nèi cè fù rèn dài jīn jié〕
18—098	长收肌吟卷〔cangzsouhgih nyinzgiet〕	长收肌筋结〔cháng shōu jī jīn jié〕
18—099	短收肌吟卷〔donjsouhgih nyinzgiet〕	短收肌筋结〔duǎn shōu jī jīn jié〕
18—100	髂肌吟卷〔gyazgih nyinzgiet〕	髂肌筋结〔qià jī jīn jié〕
18—101	大趾吟卷〔dacij nyinzgiet〕	大趾筋结〔dà zhǐ jīn jié〕
18—102	长伸肌腱吟卷〔cangzsinh gihgen nyinzgiet〕	长伸肌腱筋结〔cháng shēn jī jiàn jīn jié〕
18—103	胫骨内踝吟卷〔gingguz neivaiz nyinzgiet〕	胫骨内踝筋结〔jìng gǔ nèi huái jīn jié〕
18—104	缝匠肌吟卷〔fungzcienggih nyinzgiet〕	缝匠肌筋结〔fèng jiàng jī jīn jié〕
18—105	大收肌吟卷〔dasouhgih nyinzgiet〕	大收肌筋结〔dà shōu jī jīn jié〕
18—106	拉叮吟卷〔lajdin nyinzgiet〕	足底筋结〔zú dǐ jīn jié〕
18—107	跖神经吟卷〔cizsinzgingh nyinzgiet〕	跖神经筋结〔zhí shén jīng jīn jié〕
18—108	踝管吟卷〔vaizgvanj nyinzgiet〕	踝管筋结〔huái guǎn jīn jié〕
18—109	股薄肌吟卷〔gujbozgih nyinzgiet〕	股薄肌筋结〔gǔ báo jī jīn jié〕
18—110	耻骨肌吟卷〔cizguzgih nyinzgiet〕	耻骨肌筋结〔chǐ gǔ jī jīn jié〕
18—111	兵吟〔binghnyinz〕	筋病〔jīn bìng〕/筋骨疼痛〔jīn gǔ téng tòng〕
18—112	经筋失衡〔ginghginh sizhwngz〕	经筋失衡〔jīng jīn shī héng〕
18—113	超贫吟卷〔cauhbaenz nyinzgiet〕	筋结形成〔jīn jié xíng chéng〕
18—114	肌筋〔gihginh〕	肌筋〔jī jīn〕
18—115	肌筋失衡〔gihginh sizhwngz〕	肌筋失衡〔jī jīn shī héng〕

续表

编码	壮名［壮文］	中文名［汉语拼音］
18－116	因结致痛［yinhgez cidung］	因结致痛［yīn jié zhì tòng］
18－117	横络盛加［hwngzloz swnggyah］	横络盛加［héng luò shèng jiā］
18－118	村勾腊挂［swnhgaeu ra'gva］	顺藤摸瓜［shùn téng mō guā］
18－119	村吟腊结［swnh nyinz ragiet］	顺筋摸结［shùn jīn mō jié］
18－120	讽论查病［fwngzlumh cazbingh］	手触查灶法［shǒu chù chá zào fǎ］
18－121	阳性筋性病灶［yangzsing ginhzsing bingcau］	阳性筋性病灶［yáng xìng jīn xìng bìng zào］
18－122	演吟［nyaenj nyinz］	捏筋［niē jīn］
18－123	决吟［gved nyinz］	刮筋［guā jīn］
18－124	扭吟［niuj nyinz］	绞筋［jiǎo jīn］
18－125	碰吟［bongx nyinz］	拍筋［pāi jīn］
18－126	喏吟［nod nyinz］	搓筋［cuō jīn］
18－127	德吟［dawz nyinz］	拿筋［ná jīn］
18－128	弹吟［danz nyinz］	弹筋［tán jīn］
18－129	拨吟［buek nyinz］	拨筋［bō jīn］
18－130	理吟［leix nyinh］	理筋［lǐ jīn］
18－131	李吟［faen nyinz］	分筋［fēn jīn］
18－132	喏吟［nox nyinz］	揉筋［róu jīn］
18－133	针疗［cinhliuz］	针疗［zhēn liáo］
18－134	角疗［gozliuz］	角疗［jiǎo liáo］
18－135	三联疗雅法［samlienzhab ywfap］	三联疗法［sān lián liáo fǎ］
18－136	活邀尹［hoziu in］	颈椎病［jǐng zhuī bìng］
18－137	吟诺结得［nyinznoh gietndaek］	肌筋硬结［jī jīn yìng jié］
18－138	颈三角［gingjsanhgoz］	颈三角［jǐng sān jiǎo］
18－139	以痛（灶）为腧［yij dung veiz su］	以痛（灶）为腧［yǐ tòng（zào）wéi shù］
18－140	固灶行针［gucau hingzcinh］	固灶行针［gù zào xíng zhēn］
18－141	局部多针［gizbu dohcinh］	局部多针［jú bù duō zhēn］
18－142	一孔多针［yizgungj dohcinh］	一孔多针［yī kǒng duō zhēn］
18－143	移行点刺［yizhingz denjsw］	移行点刺［yí háng diǎn cì］
18－144	尽筋分刺［cinjginh fwnhsw］	尽筋分刺［jìn jīn fēn cì］

续表

编码	壮名［壮文］	中文名［汉语拼音］
18－145	轻点刺络［ginghdenj swloz］	轻点刺络［qīng diǎn cì luò］
18－146	燔针劫刺［fanzcinh gezsw］	燔针劫刺［fán zhēn jié cì］
18－147	吟楼骆周村［nyinz raeuz ndok couh swnh］	筋柔则骨顺［jīn róu zé gǔ shùn］
18－148	骆病病周雅吟［ndok bingh couh yw nyinz］	骨病则治筋［gǔ bìng zé zhì jīn］
18－149	送吟解结［soengnyinz gejgiet］	松筋解结［sōng jīn jiě jié］
18－150	核三抗［hwet samgak］	腰三角［yāo sān jiǎo］
18－151	偌吟尹［nohnyinzin］	肌筋膜炎［jī jīn mó yán］
18－152	肩胛提肌上筋结［genhgyazdizgihsang nyinzgiet］	肩胛提肌上筋结［jiān jiǎ tí jī shàng jīn jié］
18－153	肩胛提肌下筋结［genhgyazdizgihya nyinzgiet］	肩胛提肌下筋结［jiān jiǎ tí jī xià jīn jié］

19【壮医针灸科】［Ywcuengh cimgiujgoh］

编码	壮名［壮文］	中文名［汉语拼音］
19－001	穴［hez］	穴［xué］
19－002	穴位［hezvei］	穴位［xué wèi］
19－003	阿是穴［ahsihez］	阿是穴［ā shì xué］
19－004	梅花穴［meizvahhez］	梅花穴［méi huā xué］
19－005	莲花穴［lenzvahhez］	莲花穴［lián huā xué］
19－006	葵花穴［gveizvahhez］	葵花穴［kuí huā xué］
19－007	结顶穴［gezdingjhez］	结顶穴［jié dǐng xué］
19－008	痔顶穴［cidingjhez］	痔顶穴［zhì dǐng xué］
19－009	长子穴［cangjswjhez］	长子穴［zhǎng zǐ xué］
19－010	脐周穴［cizcouhhez］	脐周穴［qí zhōu xué］
19－011	启闭穴［gijbihez］	启闭穴［qǐ bì xué］
19－012	鼻通穴［bizdunghhez］	鼻通穴［bí tōng xué］
19－013	牙痛穴［yazdunghez］	牙痛穴［yá tòng xué］
19－014	耳尖穴［wjcenhhez］	耳尖穴［ěr jiān xué］

续表

编码	壮名 [壮文]	中文名 [汉语拼音]
19－015	止呕穴 [cijoujhez]	止呕穴 [zhǐ ǒu xué]
19－016	膀胱穴 [bangzgvanghhez]	膀胱穴 [páng guāng xué]
19－017	食背穴 [sizbeihez]	食背穴 [shí bèi xué]
19－018	中背穴 [cunghbeihez]	中背穴 [zhōng bèi xué]
19－019	食魁穴 [sizgveizhez]	食魁穴 [shí kuí xué]
19－020	无魁穴 [vuzgveizhez]	无魁穴 [wú kuí xué]
19－021	拇宣穴 [mujsenhhez]	拇宣穴 [mǔ xuān xué]
19－022	趾背穴 [cijbeihez]	趾背穴 [zhǐ bèi xué]
19－023	燕口穴 [yengoujhez]	燕口穴 [yàn kǒu xué]
19－024	背八穴 [beibazhez]	背八穴 [bèi bā xué]
19－025	手太阴肺经 [soujdaiyinh feigingh]	手太阴肺经 [shǒu tài yīn fèi jīng]
19－026	手阳明大肠经 [soujyangzmingz dacangzgingh]	手阳明大肠经 [shǒu yáng míng dà cháng jīng]
19－027	足阳明胃经 [cuzyangzmingz veigingh]	足阳明胃经 [zú yáng míng wèi jīng]
19－028	足太阴脾经 [cuzdaiyinh bizgingh]	足太阴脾经 [zú tài yīn pí jīng]
19－029	手少阴心经 [soujsauyinh sinhgingh]	手少阴心经 [shǒu shào yīn xīn jīng]
19－030	手太阳小肠经 [soujdaiyangz siujcangzgingh]	手太阳小肠经 [shǒu tài yáng xiǎo cháng jīng]
19－031	足太阳膀胱经 [cuzdaiyangz bangzgvanghgingh]	足太阳膀胱经 [zú tài yáng páng guāng jīng]
19－032	足少阴肾经 [cuzsauyinh singingh]	足少阴肾经 [zú shào yīn shèn jīng]
19－033	手厥阴心包经 [soujgezyinh sinhbauhgingh]	手厥阴心包经 [shǒu jué yīn xīn bāo jīng]
19－034	手少阳三焦经 [soujsauyangz sanhciuhgingh]	手少阳三焦经 [shǒu shào yáng sān jiāo jīng]
19－035	足少阳胆经 [cuzsauyangz danjgingh]	足少阳胆经 [zú shào yáng dǎn jīng]
19－036	足厥阴肝经 [cuzgezyinh ganhgingh]	足厥阴肝经 [zú jué yīn gān jīng]
19－037	督脉 [duzmaeg]	督脉 [dū mài]
19－038	任脉 [yinmaeg]	任脉 [rèn mài]

续表

编码	壮名〔壮文〕	中文名〔汉语拼音〕
19—039	经外穴标定位名称 〔ginghvaihez biudinghvih mingzcwngh〕	经外穴标定位名称 〔jīng wài xué biāo dìng wèi míng chēng〕
19—040	头颈部穴〔douzgingjbuhez〕	头颈部穴〔tóu jǐng bù xué〕
19—041	胸腹部穴〔yunghfuzbuhez〕	胸腹部穴〔xiōng fù bù xué〕
19—042	背部穴〔beibuhez〕	背部穴〔bèi bù xué〕
19—043	上肢穴〔sangcihhez〕	上肢穴〔shàng zhī xué〕
19—044	下肢穴〔yacihhez〕	下肢穴〔xià zhī xué〕
19—045	经穴名称〔ginghhez mingzcwngh〕	经穴名称〔jīng xué míng chēng〕
19—046	白环俞〔bwzvanzsu〕	白环俞〔bái huán shù〕
19—047	百会〔bwzvei〕	百会〔bǎi huì〕
19—048	胞肓〔bauhmangz〕	胞肓〔bāo máng〕
19—049	本神〔bwnjsinz〕	本神〔běn shén〕
19—050	髀关〔bigvanh〕	髀关〔bì guān〕
19—051	臂臑〔binau〕	臂臑〔bì nào〕
19—052	秉风〔bingjfungh〕	秉风〔bǐng fēng〕
19—053	步廊〔bulangz〕	步廊〔bù láng〕
19—054	不容〔buyungz〕	不容〔bù róng〕
19—055	长强〔cangzgyangz〕	长强〔cháng qiáng〕
19—056	承扶〔cwngzfuz〕	承扶〔chéng fú〕
19—057	承光〔cwngzgvangh〕	承光〔chéng guāng〕
19—058	承浆〔cwngzciengh〕	承浆〔chéng jiāng〕
19—059	承筋〔cwngzginh〕	承筋〔chéng jīn〕
19—060	承灵〔cwngzlingz〕	承灵〔chéng líng〕
19—061	承满〔cwngzmanj〕	承满〔chéng mǎn〕
19—062	承泣〔cwngzgiz〕	承泣〔chéng qì〕
19—063	承山〔cwngzsanh〕	承山〔chéng shān〕
19—064	尺泽〔cizcwz〕	尺泽〔chǐ zé〕
19—065	瘈脉〔cimwz〕	瘈脉〔chì mài〕
19—066	冲门〔cunghmwnz〕	冲门〔chōng mén〕
19—067	次髎〔swliuz〕	次髎〔cì liáo〕

续表

编码	壮名［壮文］	中文名［汉语拼音］
19—068	攒竹［conzcuz］	攒竹［cuán zhú］
19—069	大包［dabauh］	大包［dà bāo］
19—070	大肠俞［dacangzsu］	大肠俞［dà cháng shù］
19—071	大都［daduh］	大都［dà dū］
19—072	大敦［dadunh］	大敦［dà dūn］
19—073	大赫［dahwz］	大赫［dà hè］
19—074	大横［dahwngz］	大横［dà héng］
19—075	大巨［dagi］	大巨［dà jù］
19—076	大陵［dalingz］	大陵［dà líng］
19—077	大迎［dayingz］	大迎［dà yíng］
19—078	大钟［dacungh］	大钟［dà zhōng］
19—079	大杼［dacu］	大杼［dà zhù］
19—080	大椎［dacuih］	大椎［dà zhuī］
19—081	带脉［daimwz］	带脉［dài mài］
19—082	胆俞［danjsu］	胆俞［dǎn shù］
19—083	膻中［sanhcungh］	膻中［dàn zhōng］
19—084	地仓［dicangh］	地仓［dì cāng］
19—085	地机［digih］	地机［dì jī］
19—086	地五会［divujvei］	地五会［dì wǔ huì］
19—087	督俞［duzsu］	督俞［dū shù］
19—088	犊鼻［duzbiz］	犊鼻［dú bí］
19—089	兑端［duidonh］	兑端［duì duān］
19—090	耳和髎［wjhozliuz］	耳和髎［ěr hé liáo］
19—091	耳门［wjmwnz］	耳门［ěr mén］
19—092	二间［wgenh］	二间［èr jiān］
19—093	飞扬［feihyangz］	飞扬［fēi yáng］
19—094	肺俞［feisu］	肺俞［fèi shù］
19—095	风池［funghciz］	风池［fēng chí］
19—096	风府［funghfuj］	风府［fēng fǔ］
19—097	丰隆［funghlungz］	丰隆［fēng lóng］

续表

编码	壮名［壮文］	中文名［汉语拼音］
19-098	风门［funghmwnz］	风门［fēng mén］
19-099	风市［funghsi］	风市［fēng shì］
19-100	跗阳［fuhyangz］	跗阳［fū yáng］
19-101	浮白［fouzbwz］	浮白［fú bái］
19-102	扶突［fuzduz］	扶突［fú tū］
19-103	伏兔［fuzdu］	伏兔［fú tù］
19-104	浮郄［fouzhih］	浮郄［fú xì］
19-105	府舍［fujse］	府舍［fǔ shè］
19-106	腹哀［fuzaih］	腹哀［fù āi］
19-107	附分［fufwnh］	附分［fù fēn］
19-108	腹结［fuzgez］	腹结［fù jié］
19-109	复溜［fuzliuh］	复溜［fù liū］
19-110	腹通谷［fuzdunghguz］	腹通谷［fù tōng gǔ］
19-111	肝俞［ganhsu］	肝俞［gān shù］
19-112	膏肓［gauhvangh］	膏肓［gāo huāng］
19-113	膈关［gwzgvangh］	膈关［gé guān］
19-114	膈俞［gwzsu］	膈俞［gé shù］
19-115	公孙［gunghsunh］	公孙［gōng sūn］
19-116	关冲［gvanhcungh］	关冲［guān chōng］
19-117	关门［gvanhmwnz］	关门［guān mén］
19-118	关元［gvanhyenz］	关元［guān yuán］
19-119	关元俞［gvanhyenzsu］	关元俞［guān yuán shù］
19-120	光明［gvanghmingz］	光明［guāng míng］
19-121	归来［gveihlaiz］	归来［guī lái］
19-122	颔厌［hanyen］	颔厌［hàn yàn］
19-123	合谷［hozguz］	合谷［hé gǔ］
19-124	合阳［hozyangz］	合阳［hé yáng］
19-125	横骨［hwngzguz］	横骨［héng gǔ］
19-126	后顶［houdingj］	后顶［hòu dǐng］
19-127	后溪［houhih］	后溪［hòu xī］

续表

编码	壮名［壮文］	中文名［汉语拼音］
19—128	华盖［vazgai］	华盖［huá gài］
19—129	滑肉门［vazyuzmwnz］	滑肉门［huá ròu mén］
19—130	环跳［vanzdiu］	环跳［huán tiào］
19—131	肓门［vanghmwnz］	肓门［huāng mén］
19—132	肓俞［vanghsu］	肓俞［huāng shù］
19—133	会阳［veiyangz］	会阳［huì yáng］
19—134	会宗［veicungh］	会宗［huì zōng］
19—135	魂门［vwnzmwnz］	魂门［hún mén］
19—136	箕门［gihmwnz］	箕门［jī mén］
19—137	急脉［gizmwz］	急脉［jí mài］
19—138	极泉［gizcenz］	极泉［jí quán］
19—139	脊中［cizcungh］	脊中［jǐ zhōng］
19—140	颊车［gyazceh］	颊车［jiá chē］
19—141	肩井［genhcingj］	肩井［jiān jǐng］
19—142	肩髎［genhliuz］	肩髎［jiān liáo］
19—143	间使［genhsij］	间使［jiān shǐ］
19—144	肩外俞［genhvaisu］	肩外俞［jiān wài shù］
19—145	肩髃［genhyiz］	肩髃［jiān yú］
19—146	肩贞［genhcinh］	肩贞［jiān zhēn］
19—147	肩中俞［genhcunghsu］	肩中俞［jiān zhōng shù］
19—148	建里［genlij］	建里［jiàn lǐ］
19—149	交信［gyauhsin］	交信［jiāo xìn］
19—150	角孙［gozsunh］	角孙［jiǎo sūn］
19—151	解溪［gaijhih］	解溪［jiě xī］
19—152	金门［ginhmwnz］	金门［jīn mén］
19—153	吟收［ginhsuz］	筋缩［jīn suō］
19—154	京骨［ginghguz］	京骨［jīng gǔ］
19—155	京门［ginghmwnz］	京门［jīng mén］
19—156	睛明［cinghmingz］	睛明［jīng míng］
19—157	经渠［ginghgiz］	经渠［jīng qú］

续表

编码	壮名［壮文］	中文名［汉语拼音］
19—158	鸠尾［giuhveij］	鸠尾［jiū wěi］
19—159	居髎［gihliuz］	居髎［jū liáo］
19—160	巨骨［giguz］	巨骨［jù gǔ］
19—161	巨髎［giliuz］	巨髎［jù liáo］
19—162	巨阙［gigez］	巨阙［jù quē］
19—163	厥阳俞［gezyangzsu］	厥阳俞［jué yáng shù］
19—164	孔最［gungjcui］	孔最［kǒng zuì］
19—165	口和髎［goujhozliuz］	口和髎［kǒu hé liáo］
19—166	库房［gufangz］	库房［kù fáng］
19—167	昆仑［gunhlunz］	昆仑［kūn lún］
19—168	劳宫［lauzgungh］	劳宫［láo gōng］
19—169	蠡沟［lizgouh］	蠡沟［lí gōu］
19—170	厉兑［lidui］	厉兑［lì duì］
19—171	廉泉［lenzcenz］	廉泉［lián quán］
19—172	梁门［liengzmwnz］	梁门［liáng mén］
19—173	梁丘［liengzgiuh］	梁丘［liáng qiū］
19—174	列缺［lezgez］	列缺［liè quē］
19—175	灵道［lingzdau］	灵道［líng dào］
19—176	灵台［lingzdaiz］	灵台［líng tái］
19—177	灵墟［lingzhih］	灵墟［líng xū］
19—178	漏谷［louguz］	漏谷［lòu gǔ］
19—179	颅息［luzsiz］	颅息［lú xī］
19—180	络却［lozgyoz］	络却［luò què］
19—181	眉冲［meizcungh］	眉冲［méi chōng］
19—182	命门［mingmwnz］	命门［mìng mén］
19—183	目窗［muzcangh］	目窗［mù chuāng］
19—184	脑户［naujhu］	脑户［nǎo hù］
19—185	脑空［naujgungh］	脑空［nǎo kōng］
19—186	臑会［nauvei］	臑会［nào huì］
19—187	臑俞［nausu］	臑俞［nào shù］

续表

编码	壮名〔壮文〕	中文名〔汉语拼音〕
19-188	内关〔neigvanh〕	内关〔nèi guān〕
19-189	内庭〔neidingz〕	内庭〔nèi tíng〕
19-190	膀胱俞〔bangzgvanghsu〕	膀胱俞〔páng guāng shù〕
19-191	脾俞〔bizsu〕	脾俞〔pí shù〕
19-192	偏历〔benhliz〕	偏历〔piān lì〕
19-193	魄户〔bwzhu〕	魄户〔pò hù〕
19-194	仆参〔buzcanh〕	仆参〔pú cān〕
19-195	期门〔gizmwnz〕	期门〔qī mén〕
19-196	气冲〔gicungh〕	气冲〔qì chōng〕
19-197	气海〔gihaij〕	气海〔qì hǎi〕
19-198	气海俞〔gihaijsu〕	气海俞〔qì hǎi shù〕
19-199	气户〔gihu〕	气户〔qì hù〕
19-200	气穴〔gihez〕	气穴〔qì xué〕
19-201	气舍〔gise〕	气舍〔qì shè〕
19-202	前顶〔cenzdingj〕	前顶〔qián dǐng〕
19-203	前谷〔cenzguz〕	前谷〔qián gǔ〕
19-204	强间〔gyangzgenh〕	强间〔qiáng jiān〕
19-205	清冷渊〔cinghlwngjyenh〕	清冷渊〔qīng lěng yuān〕
19-206	青灵〔cinghlingz〕	青灵〔qīng líng〕
19-207	丘墟〔giuhhih〕	丘墟〔qiū xū〕
19-208	曲鬓〔gizbin〕	曲鬓〔qǔ bìn〕
19-209	曲差〔gizcah〕	曲差〔qǔ chā〕
19-210	曲池〔gizciz〕	曲池〔qǔ chí〕
19-211	曲骨〔gizguz〕	曲骨〔qǔ gǔ〕
19-212	曲泉〔gizcenz〕	曲泉〔qǔ quán〕
19-213	曲垣〔gizyenz〕	曲垣〔qǔ yuán〕
19-214	曲泽〔gizcwz〕	曲泽〔qǔ zé〕
19-215	颧髎〔genzliuz〕	颧髎〔quán liáo〕
19-216	缺盆〔gezbwnz〕	缺盆〔quē pén〕
19-217	然谷〔yenzguz〕	然谷〔rán gǔ〕

续表

编码	壮名［壮文］	中文名［汉语拼音］
19－218	人迎［yinzyingz］	人迎［rén yíng］
19－219	日月［yizyez］	日月［rì yuè］
19－220	乳根［yujgwnh］	乳根［rǔ gēn］
19－221	乳中［yujcungh］	乳中［rǔ zhōng］
19－222	三间［sanhgenh］	三间［sān jiān］
19－223	三焦俞［sanhciuhsu］	三焦俞［sān jiāo shù］
19－224	三阳络［sanhyangzloz］	三阳络［sān yáng luò］
19－225	三阴交［sanhyinhgyauh］	三阴交［sān yīn jiāo］
19－226	商丘［sanhgiuh］	商丘［shāng qiū］
19－227	商曲［sanghgiz］	商曲［shāng qǔ］
19－228	商阳［sanghyangz］	商阳［shāng yáng］
19－229	上关［sanggvanh］	上关［shàng guān］
19－230	上巨虚［sanggihih］	上巨虚［shàng jù xū］
19－231	上廉［sanglenz］	上廉［shàng lián］
19－232	上髎［sangliuz］	上髎［shàng liáo］
19－233	上脘［sang'vanj］	上脘［shàng wǎn］
19－234	上星［sangsingh］	上星［shàng xīng］
19－235	少冲［saucungh］	少冲［shào chōng］
19－236	少府［saufuj］	少府［shào fǔ］
19－237	少海［sauhaij］	少海［shào hǎi］
19－238	少商［sausangh］	少商［shào shāng］
19－239	少泽［saucwz］	少泽［shào zé］
19－240	申脉［sinhmwz］	申脉［shēn mài］
19－241	身柱［sinhcu］	身柱［shēn zhù］
19－242	神藏［sinzcang］	神藏［shén cáng］
19－243	神道［sinzdau］	神道［shén dào］
19－244	神封［sinzfungh］	神封［shén fēng］
19－245	神门［sinzmwnz］	神门［shén mén］
19－246	神阙［sinzgez］	神阙［shén quē］
19－247	神堂［sinzdangz］	神堂［shén táng］

续表

编码	壮名［壮文］	中文名［汉语拼音］
19—248	神庭［sinzdingz］	神庭［shén tíng］
19—249	肾俞［sinsu］	肾俞［shèn shù］
19—250	食窦［sizdou］	食窦［shí dòu］
19—251	石关［sizgvanh］	石关［shí guān］
19—252	石门［sizmwnz］	石门［shí mén］
19—253	手三里［soujsanhlij］	手三里［shǒu sān lǐ］
19—254	手五里［soujvujlij］	手五里［shǒu wǔ lǐ］
19—255	俞府［sufuj］	俞府［shù fǔ］
19—256	束骨［suzguz］	束骨［shù gǔ］
19—257	率谷［lizguz］	率谷［shuài gǔ］
19—258	垂前［cuizcenz］	垂前［chuí qián］
19—259	水分［suijfwn］	水分［shuǐ fèn］
19—260	水沟［suijgouh］	水沟［shuǐ gōu］
19—261	水泉［suijcenz］	水泉［shuǐ quán］
19—262	水突［suijduz］	水突［shuǐ tū］
19—263	丝竹空［swhcuzgungh］	丝竹空［sī zhú kōng］
19—264	四白［swbwz］	四白［sì bái］
19—265	四渎［swduz］	四渎［sì dú］
19—266	四满［swmanj］	四满［sì mǎn］
19—267	素髎［suliuz］	素髎［sù liáo］
19—268	太白［daibwz］	太白［tài bái］
19—269	太冲［daicungh］	太冲［tài chōng］
19—270	太溪［daihih］	太溪［tài xī］
19—271	太乙［daiyiz］	太乙［tài yǐ］
19—272	太渊［daiyenh］	太渊［tài yuān］
19—273	陶道［dauzdau］	陶道［táo dào］
19—274	天池［denhciz］	天池［tiān chí］
19—275	天冲［denhcungh］	天冲［tiān chōng］
19—276	天窗［denhcangh］	天窗［tiān chuāng］
19—277	天鼎［denhdingj］	天鼎［tiān dǐng］

续表

编码	壮名〔壮文〕	中文名〔汉语拼音〕
19—278	天府〔denhfuj〕	天府〔tiān fǔ〕
19—279	天井〔denhcingj〕	天井〔tiān jǐng〕
19—280	天泉〔denhcenz〕	天泉〔tiān quán〕
19—281	天容〔denhyungz〕	天容〔tiān róng〕
19—282	天枢〔denhsuh〕	天枢〔tiān shū〕
19—283	天突〔denhduz〕	天突〔tiān tū〕
19—284	天溪〔denhhih〕	天溪〔tiān xī〕
19—285	天牖〔denhyouj〕	天牖〔tiān yǒu〕
19—286	天柱〔denhcu〕	天柱〔tiān zhù〕
19—287	天宗〔denhcungh〕	天宗〔tiān zōng〕
19—288	条口〔denhgouj〕	条口〔tiáo kǒu〕
19—289	听宫〔dinghgungh〕	听宫〔tīng gōng〕
19—290	听会〔dinghvei〕	听会〔tīng huì〕
19—291	通里〔dunghlij〕	通里〔tōng lǐ〕
19—292	通天〔dunghdenh〕	通天〔tōng tiān〕
19—293	瞳子髎〔dungzswjliuz〕	瞳子髎〔tóng zǐ liáo〕
19—294	头临泣〔douzlinzgiz〕	头临泣〔tóu lín qì〕
19—295	头窍阴〔douzgyaujyinh〕	头窍阴〔tóu qiào yīn〕
19—296	头维〔douzveiz〕	头维〔tóu wéi〕
19—297	外关〔vaigvanh〕	外关〔wài guān〕
19—298	外陵〔vailingz〕	外陵〔wài líng〕
19—299	外丘〔vaigiuh〕	外丘〔wài qiū〕
19—300	完骨〔vanzguz〕	完骨〔wán gǔ〕
19—301	腕骨〔vanjguz〕	腕骨〔wàn gǔ〕
19—302	维道〔veizdau〕	维道〔wéi dào〕
19—303	委阳〔veijyangz〕	委阳〔wěi yáng〕
19—304	委中〔veijcungh〕	委中〔wěi zhōng〕
19—305	胃仓〔veicangh〕	胃仓〔wèi cāng〕
19—306	胃俞〔veisu〕	胃俞〔wèi shù〕
19—307	温溜〔vwnhliuh〕	温溜〔wēn liū〕

续表

编码	壮名［壮文］	中文名［汉语拼音］
19—308	屋翳［vuzyi］	屋翳［wū yì］
19—309	五处［vujcu］	五处［wǔ chù］
19—310	五枢［vujsuh］	五枢［wǔ shū］
19—311	膝关［sizgvanh］	膝关［xī guān］
19—312	膝阳关［sizyangzgvanh］	膝阳关［xī yáng guān］
19—313	郄门［hihmwnz］	郄门［xì mén］
19—314	侠白［yazbwz］	侠白［xiá bái］
19—315	侠溪［yazhih］	侠溪［xiá xī］
19—316	下关［ya'gvanh］	下关［xià guān］
19—317	下巨虚［yagihih］	下巨虚［xià jù xū］
19—318	下廉［yalenz］	下廉［xià lián］
19—319	下髎［yaliuz］	下髎［xià liáo］
19—320	下脘［yavanj］	下脘［xià wǎn］
19—321	陷谷［hanguz］	陷谷［xiàn gǔ］
19—322	消泺［siuhloz］	消泺［xiāo pō］
19—323	小肠俞［siujcangzsu］	小肠俞［xiǎo cháng shù］
19—324	小海［siujhaij］	小海［xiǎo hǎi］
19—325	心俞［sinhsu］	心俞［xīn shù］
19—326	囟会［sinvei］	囟会［xìn huì］
19—327	行间［hangzgenh］	行间［xíng jiān］
19—328	胸乡［yunghyangh］	胸乡［xiōng xiāng］
19—329	璇玑［senzgih］	璇玑［xuán jī］
19—330	悬厘［yenzliz］	悬厘［xuán lí］
19—331	悬颅［yenzluz］	悬颅［xuán lú］
19—332	悬枢［yenzsuh］	悬枢［xuán shū］
19—333	悬钟［yenzcungh］	悬钟［xuán zhōng］
19—334	血海［hezhaij］	血海［xuè hǎi］
19—335	哑门［yajmwnz］	哑门［yǎ mén］
19—336	阳白［yangzbwz］	阳白［yáng bái］
19—337	阳池［yangzciz］	阳池［yáng chí］

续表

编码	壮名［壮文］	中文名［汉语拼音］
19－338	阳辅［yangzfuj］	阳辅［yáng fǔ］
19－339	阳纲［yangzgangh］	阳纲［yáng gāng］
19－340	阳谷［yangzguz］	阳谷［yáng gǔ］
19－341	阳交［yangzgyauh］	阳交［yáng jiāo］
19－342	阳陵泉［yangzlingzcenz］	阳陵泉［yáng líng quán］
19－343	阳溪［yangzhih］	阳溪［yáng xī］
19－344	养老［yangjlauj］	养老［yǎng lǎo］
19－345	腰俞［yauhsu］	腰俞［yāo shù］
19－346	腰阳关［yauhyangzgvanh］	腰阳关［yāo yáng guān］
19－347	液门［yezmwnz］	液门［yè mén］
19－348	譩譆［yizhih］	譩譆［yī xī］
19－349	翳风［yifungh］	翳风［yì fēng］
19－350	意舍［yise］	意舍［yì shè］
19－351	阴包［yinhbauh］	阴包［yīn bāo］
19－352	阴都［yinhduh］	阴都［yīn dū］
19－353	阴谷［yinhguz］	阴谷［yīn gǔ］
19－354	阴交［yinhgyauh］	阴交［yīn jiāo］
19－355	阴廉［yinhlenz］	阴廉［yīn lián］
19－356	阴陵泉［yinhlingzcenz］	阴陵泉［yīn líng quán］
19－357	殷门［yinhmwnz］	殷门［yīn mén］
19－358	阴市［yinhsi］	阴市［yīn shì］
19－359	阴郄［yinhhih］	阴郄［yīn xì］
19－360	龈交［yinzgyauh］	龈交［yín jiāo］
19－361	隐白［yinjbwz］	隐白［yǐn bái］
19－362	膺窗［yinghcangh］	膺窗［yīng chuāng］
19－363	迎香［yingzyangh］	迎香［yíng xiāng］
19－364	涌泉［yungjcenz］	涌泉［yǒng quán］
19－365	幽门［youhmwnz］	幽门［yōu mén］
19－366	鱼际［yizci］	鱼际［yú jì］
19－367	玉堂［yidangz］	玉堂［yù táng］

续表

编码	壮名〔壮文〕	中文名〔汉语拼音〕
19-368	玉枕〔yisinj〕	玉枕〔yù zhěn〕
19-369	彧中〔yuzcungh〕	彧中〔yù zhōng〕
19-370	渊腋〔yenhyiz〕	渊腋〔yuān yè〕
19-371	云门〔yinzmwnz〕	云门〔yún mén〕
19-372	章门〔canghmwnz〕	章门〔zhāng mén〕
19-373	照海〔cauhaij〕	照海〔zhào hǎi〕
19-374	辄筋〔cezginh〕	辄筋〔zhé jīn〕
19-375	正营〔cingqyingz〕	正营〔zhèng yíng〕
19-376	支沟〔cihgouh〕	支沟〔zhī gōu〕
19-377	支正〔cihcingq〕	支正〔zhī zhèng〕
19-378	秩边〔cizbenh〕	秩边〔zhì biān〕
19-379	志室〔cisiz〕	志室〔zhì shì〕
19-380	至阳〔ciyangz〕	至阳〔zhì yáng〕
19-381	至阴〔ciyinh〕	至阴〔zhì yīn〕
19-382	中冲〔cunghcungh〕	中冲〔zhōng chōng〕
19-383	中都〔cunghduh〕	中都〔zhōng dū〕
19-384	中渎〔cunghduz〕	中渎〔zhōng dú〕
19-385	中封〔cunghfungh〕	中封〔zhōng fēng〕
19-386	中府〔cunghfuj〕	中府〔zhōng fǔ〕
19-387	中极〔cunghgiz〕	中极〔zhōng jí〕
19-388	中髎〔cunghliuz〕	中髎〔zhōng liáo〕
19-389	中膂俞〔cunghlijsu〕	中膂俞〔zhōng lǚ shù〕
19-390	中枢〔cunghsuh〕	中枢〔zhōng shū〕
19-391	中庭〔cunghdingz〕	中庭〔zhōng tíng〕
19-392	中脘〔cunghvanj〕	中脘〔zhōng wǎn〕
19-393	中渚〔cunghcuj〕	中渚〔zhōng zhǔ〕
19-394	中注〔cunghcu〕	中注〔zhōng zhù〕
19-395	周荣〔couhyungz〕	周荣〔zhōu róng〕
19-396	肘髎〔coujliuz〕	肘髎〔zhǒu liáo〕
19-397	筑宾〔cuzbinh〕	筑宾〔zhù bīn〕

续表

编码	壮名［壮文］	中文名［汉语拼音］
19－398	紫宫［swjgungh］	紫宫［zǐ gōng］
19－399	足临泣［cuzlinzgiz］	足临泣［zú lín qì］
19－400	足窍阴［cuzgyaujyinh］	足窍阴［zú qiào yīn］
19－401	足三里［cuzsanhlij］	足三里［zú sān lǐ］
19－402	足通谷［cuzdunghguz］	足通谷［zú tōng gǔ］
19－403	足五里［cuzvujlij］	足五里［zú wǔ lǐ］
19－404	经外穴名称［ginghvaihez mingzcwngh］	经外穴名称［jīng wài xué míng chēng］
19－405	八风［bazfungh］	八风［bā fēng］
19－406	八邪［bazsez］	八邪［bā xié］
19－407	百虫窝［bwzcungzvoh］	百虫窝［bǎi chóng wō］
19－408	大骨空［daguzgungh］	大骨空［dà gǔ kōng］
19－409	胆囊［danjnangz］	胆囊［dǎn náng］
19－410	当阳［danghyangz］	当阳［dāng yáng］
19－411	定喘［dingconj］	定喘［dìng chuǎn］
19－412	独阴［duzyinh］	独阴［dú yīn］
19－413	耳尖［wjsenh］	耳尖［ěr jiān］
19－414	二白［wbwz］	二白［èr bái］
19－415	海泉［haijcenz］	海泉［hǎi quán］
19－416	鹤顶［hozdingj］	鹤顶［hè dǐng］
19－417	夹脊［gyazciz］	夹脊［jiā jǐ］
19－418	金津［ginhcinh］	金津［jīn jīn］
19－419	颈百劳［gingjbwzlauz］	颈百劳［jǐng bǎi láo］
19－420	聚泉［cicenz］	聚泉［jù quán］
19－421	髋骨［gvanhguz］	髋骨［kuān gǔ］
19－422	阑尾［lanzveij］	阑尾［lán wěi］
19－423	内踝尖［neivaizcenh］	内踝尖［nèi huái jiān］
19－424	内膝眼［neicizyenj］	内膝眼［nèi xī yǎn］
19－425	痞根［bijgwnh］	痞根［pǐ gēn］
19－426	气端［gidonh］	气端［qì duān］
19－427	球后［giuzzhou］	球后［qiú hòu］

续表

编码	壮名［壮文］	中文名［汉语拼音］
19—428	上迎香［sang'yingzyangh］	上迎香［shàng yíng xiāng］
19—429	十七椎［sizcizcuih］	十七椎［shí qī zhuī］
19—430	十宣［sizsenh］	十宣［shí xuān］
19—431	四缝［swfungz］	四缝［sì fèng］
19—432	四神聪［swsinzcungh］	四神聪［sì shén cōng］
19—433	太阳［daiyangz］	太阳［tài yáng］
19—434	外踝尖［vaivaizsenh］	外踝尖［wài huái jiān］
19—435	外劳宫［vailauzgungh］	外劳宫［wài láo gōng］
19—436	胃脘下俞［veivanjyasu］	胃脘下俞［wèi wǎn xià shù］
19—437	膝眼［cizyenj］	膝眼［xī yǎn］
19—438	下极俞［yagizsu］	下极俞［xià jí shù］
19—439	小骨空［siujguzgungh］	小骨空［xiǎo gǔ kōng］
19—440	腰奇［yauhgiz］	腰奇［yāo qí］
19—441	腰痛点［yauhdungdenj］	腰痛点［yāo tòng diǎn］
19—442	腰眼［yauhyenj］	腰眼［yāo yǎn］
19—443	腰宜［yauhyiz］	腰宜［yāo yí］
19—444	翳明［yimingz］	翳明［yì míng］
19—445	印堂［yindangz］	印堂［yìn táng］
19—446	鱼腰［yizyauh］	鱼腰［yú yāo］
19—447	玉液［yiyiz］	玉液［yù yè］
19—448	中魁［cunghgveiz］	中魁［zhōng kuí］
19—449	中泉［cunghcenz］	中泉［zhōng quán］
19—450	肘尖［coujcenh］	肘尖［zhǒu jiān］
19—451	子宫［swjgungh］	子宫［zǐ gōng］
19—452	头针穴线［douzcinhhezsen］	头针穴线［tóu zhēn xué xiàn］
19—453	额中线［ngwzcunghsen］	额中线［é zhōng xiàn］
19—454	额旁1线［ngwzbangz it sen］	额旁1线［é páng yī xiàn］
19—455	额旁2线［ngwzbangz ngeih sen］	额旁2线［é páng èr xiàn］
19—456	额旁3线［ngwzbangz sam sen］	额旁3线［é páng sān xiàn］
19—457	顶中线［dingjcunghsen］	顶中线［dǐng zhōng xiàn］

续表

编码	壮名［壮文］	中文名［汉语拼音］
19—458	顶颞前斜线［dingjnezcenzsezsen］	顶颞前斜线［dǐng niè qián xié xiàn］
19—459	顶颞后斜线［dingjnezhousezsen］	顶颞后斜线［dǐng niè hòu xié xiàn］
19—460	顶旁 1 线［dingjbangz it sen］	顶旁 1 线［dǐng páng yī xiàn］
19—461	顶旁 2 线［dingjbangz ngeih sen］	顶旁 2 线［dǐng páng èr xiàn］
19—462	颞前线［nezcenzsen］	颞前线［niè qián xiàn］
19—463	颞后线［nezhousen］	颞后线［niè hòu xiàn］
19—464	枕上正中线［sinjsang cingqcunghsen］	枕上正中线［zhěn shàng zhèng zhōng xiàn］
19—465	枕上旁线［sinjsangbangzsen］	枕上旁线［zhěn shàng páng xiàn］
19—466	枕下旁线［sinjyabangzsen］	枕下旁线［zhěn xià páng xiàn］
19—467	耳郭分区［wjgozfwnhgih］	耳郭分区［ěr guō fēn qū］
19—468	耳轮［wjlunz］	耳轮［ěr lún］
19—469	耳舟［wjcouh］	耳舟［ěr zhōu］
19—470	对耳轮［duiwjlunz］	对耳轮［duì ěr lún］
19—471	三角窝［sanhgozvoh］	三角窝［sān jiǎo wō］
19—472	对耳屏［duiwjbingz］	对耳屏［duì ěr píng］
19—473	耳甲［wjgyaz］	耳甲［ěr jiǎ］
19—474	耳垂［wjcuiz］	耳垂［ěr chuí］
19—475	耳背［wjbei］	耳背［ěr bèi］
19—476	角叻［goekrwz］	耳根［ěr gēn］
19—477	穴位恩叻［hezvei aen rwz］	耳穴名称［ěr xué míng chēng］
19—478	耳中［wjcungh］	耳中［ěr zhōng］
19—479	直肠［cizcangz］	直肠［zhí cháng］
19—480	罗幽［lohnyouh］	尿道［niào dào］
19—481	外生殖器［vaiswnghcizgi］	外生殖器［wài shēng zhí qì］
19—482	肛门［ganghmwnz］	肛门［gāng mén］
19—483	耳尖［wjcenh］	耳尖［ěr jiān］
19—484	结节［gezcez］	结节［jié jié］
19—485	轮 1［lunz it］	轮 1［lún yī］
19—486	轮 2［lunz ngeih］	轮 2［lún èr］
19—487	轮 3［lunz sam］	轮 3［lún sān］

续表

编码	壮名［壮文］	中文名［汉语拼音］
19—488	轮 4［lunz seiq］	轮 4［lún sì］
19—489	勒讽［lwgfwngz］	指［zhǐ］
19—490	腕［vanj］	腕［wàn］
19—491	风溪［funghhih］	风溪［fēng xī］
19—492	建则［gencueg］	肘［zhǒu］
19—493	旁巴/邦巴［bangzmbaq］	肩［jiān］
19—494	骆狂景［ndokgvaengzgiengz］	锁骨［suǒ gǔ］
19—495	久锭［giujdin］	跟［gēn］
19—496	勒锭［lwgdin］	趾［zhǐ］
19—497	嗒钵［dabaeu］	踝［huái］
19—498	巧货［gyaeujhoq］	膝［xī］
19—499	坐骨神经［coguzsinzgingh］	坐骨神经［zuò gǔ shén jīng］
19—500	交感［gyauhganj］	交感［jiāo gǎn］
19—501	刹嘿［caekhaex］	臀［tún］
19—502	胴［dungx］	腹［fù］
19—503	腰骶椎［yauhdijcuih］	腰骶椎［yāo dǐ zhuī］
19—504	吧垩［bakaek］	胸［xiōng］
19—505	胸椎［yunghcuih］	胸椎［xiōng zhuī］
19—506	活［hoz］	颈［jǐng］
19—507	活邀［hoziu］	颈椎［jǐng zhuī］
19—508	角窝上［gozvohsang］	角窝上［jiǎo wō shàng］
19—509	内生殖器［neiswnghcizgi］	内生殖器［nèi shēng zhí qì］
19—510	角窝中［gozvohcungh］	角窝中［jiǎo wō zhōng］
19—511	神门［sinzmwnz］	神门［shén mén］
19—512	盆腔［bwnzgyangh］	盆腔［pén qiāng］
19—513	上屏［sangbingz］	上屏［shàng píng］
19—514	下屏［yabingz］	下屏［xià píng］
19—515	外耳［vaiwj］	外耳［wài ěr］
19—516	屏尖［bingzcenh］	屏尖［píng jiān］
19—517	罗楞［rogndaeng］	外鼻［wài bí］

续表

编码	壮名［壮文］	中文名［汉语拼音］
19－518	肾上腺［sinsangsen］	肾上腺［shèn shàng xiàn］
19－519	中合［conghhoz］	咽喉［yān hóu］
19－520	内楞［ndaw ndaeng］	内鼻［nèi bí］
19－521	屏间前［bingzgenhcenz］	屏间前［píng jiān qián］
19－522	哪啪［najbyak］	额［é］
19－523	屏间后［bingzgenhhou］	屏间后［píng jiān hòu］
19－524	颞［nez］	颞［niè］
19－525	恩紫［aen swiz］	枕［zhěn］
19－526	皮质下［bizcizya］	皮质下［pí zhì xià］
19－527	对屏尖［duibingzcenh］	对屏尖［duì píng jiān］
19－528	缘中［yenzcungh］	缘中［yuán zhōng］
19－529	脑干［naujgan］	脑干［nǎo gàn］
19－530	吧［conghbak］	口［kǒu］
19－531	啰根［loh gwn］	食道［shí dào］
19－532	贲门［benhmwnz］	贲门［bēn mén］
19－533	胴［dungx］	胃［wèi］
19－534	十二指肠［sizwcijcangz］	十二指肠［shí èr zhǐ cháng］
19－535	虽勒［saejlwg］	小肠［xiǎo cháng］
19－536	虽决［saejgeq］	大肠［dà cháng］
19－537	阑尾［lanzveij］	阑尾［lán wěi］
19－538	艇角［dingjgoz］	艇角［tǐng jiǎo］
19－539	弄幽［rongznyouh］	膀胱［páng guāng］
19－540	芒［mak］	肾［shèn］
19－541	输尿管［suhniugvanj］/赛幽［sainyouh］	输尿管［shū niào guǎn］
19－542	蛮仇辈［mamx caeuq mbei］	胰胆［yí dǎn］
19－543	瞪/叠［daep］	肝［gān］
19－544	艇中［dingjcungh］	艇中［tǐng zhōng］
19－545	蛮［mamx］/隆［lumj］	脾［pí］
19－546	心头［simdaeuz］	心［xīn］
19－547	合总［hozgyoengx］	气管［qì guǎn］

续表

编码	壮名［壮文］	中文名［汉语拼音］
19—548	笨/钵［bwt］	肺［fèi］
19—549	三焦［sanhciuh］	三焦［sān jiāo］
19—550	内分泌［neifwnhmi］	内分泌［nèi fēn mì］
19—551	嚎［heuj］	牙［yá］
19—552	林［linx］	舌［shé］
19—553	航［hangz］	颌［hàn］
19—554	嘞嗒［lwgda］	眼［yǎn］
19—555	内耳［ndaw rwz］	内耳［nèi ěr］
19—556	发那［fajnaj］	面颊［miàn jiá］
19—557	扁桃体［benjdauzdij］	扁桃体［biǎn táo tǐ］
19—558	耳背心［wjbeisinh］	耳背心［ěr bèi xīn］
19—559	耳背肺［wjbeifei］	耳背肺［ěr bèi fèi］
19—560	耳背脾［wjbeibiz］	耳背脾［ěr bèi pí］
19—561	耳背肝［wjbeiganh］	耳背肝［ěr bèi gān］
19—562	耳背肾［wjbeisin］	耳背肾［ěr bèi shèn］
19—563	耳背沟［wjbeigouh］	耳背沟［ěr bèi gōu］
19—564	上耳根［sang'wjgwnh］	上耳根［shàng ěr gēn］
19—565	耳迷根［wjmizgwnh］	耳迷根［ěr mí gēn］
19—566	下耳根［ya'wjgwnh］	下耳根［xià ěr gēn］
19—567	壮医特定穴［Ywcuengh daegdingh hezvei］	壮医特定穴［zhuàng yī tè dìng xué］
19—568	下迎香穴［yayingzyanghhez］	下迎香穴［xià yíng xiāng xué］
19—569	下关元穴［ya'gvanghyenzhez］	下关元穴［xià guān yuán xué］
19—570	止吐穴［cijduhez］	止吐穴［zhǐ tù xué］
19—571	膀胱三穴［bangzgvangh sanhhez］	膀胱三穴［páng guāng sān xué］
19—572	中魁穴［cunghgveizhez］	中魁穴［zhōng kuí xué］
19—573	外劳宫穴［vailauzgunghhez］	外劳宫穴［wài láo gōng xué］
19—574	镇寒穴［cinhanzhez］	镇寒穴［zhèn hán xué］
19—575	安眠三穴［anhmenzsanhhez］	安眠三穴［ān mián sān xué］
19—576	里内庭穴［lijneidingzhez］	里内庭穴［lǐ nèi tíng xué］

20【壮医养生康复科】［Ywcuengh yangjswngh ganghfuzgoh］

编码	壮名［壮文］	中文名［汉语拼音］
20-001	养生康复［yangjswngh ganghfuz］	养生康复［yǎng shēng kāng fù］
20-002	打引［dazyinx］	导引［dǎo yǐn］
20-003	缩嘿中嘿［supheiq cuengqheiq］	吐纳［tǔ nà］
20-004	肯估雅［gwn guh yw］	服食［fú shí］
20-005	心淡定不烦嘿 ［sim damhdingh mbouj fanzheiq］	恬淡虚无［tián dàn xū wú］
20-006	启够发莫［gij gaeuq fat moq］	发陈［fā chén］
20-007	门主［mwncup］	蕃秀［fān xiù］
20-008	容平［yungzbingz］	容平［róng píng］
20-009	春夏养阳，秋冬养阴［cin hah ciengx yiengz, cou doeng ciengx yaem］	春夏养阳，秋冬养阴 ［chūn xià yǎng yáng，qiū dōng yǎng yīn］
20-010	顺应阴阳调节恩朗［swnh'wngq yaem-yiengz diuzcez aen ndang］	法于阴阳［fǎ yú yīn yáng］
20-011	就自然规律常朗 ［ciuq swhyienz gvilwd ciengxndang］	和于术数［hé yú shù shù］
20-012	瓣罗贫样瓣内米神 ［baihrog baenz yiengh, baihndaw miz saenz］	形与神俱［xíng yǔ shén jù］
20-013	寿命［gyaeumingh］	天年［tiān nián］
20-014	精神内守［cingsaenz souj youq baihndaw］	精神内守［jīng shén nèi shǒu］
20-015	独立守神［duzliz soujsinz］	独立守神［dú lì shǒu shén］
20-016	积精全神［romcaez cingsaenz］	积精全神［jī jīng quán shén］
20-017	呼吸精气［supsou cingheiq］	呼吸精气［hū xī jīng qì］
20-018	七损八益［caet haih bet ndei］	七损八益［qī sǔn bā yì］
20-019	闭藏［bicangz］	闭藏［bì cáng］
20-020	算勒内同［son lwg ndaw dungx］	胎教［tāi jiào］
20-021	壮勒内同［ciengx lwg ndaw dungx］	胎养［tāi yǎng］
20-022	又内乱［youq ndawndwen］	产褥［chǎn rù］
20-023	逐月乱勒内同 ［cug ndwen ciengx lwg ndaw dungx］	逐月养胎法［zhú yuè yǎng tāi fǎ］

续表

编码	壮名〔壮文〕	中文名〔汉语拼音〕
20—024	岁安吧勒宁〔swiq aen bak lwgnding〕	拭口〔shì kǒu〕
20—025	金木水火土 〔gim faex raemx feiz manh haj yin〕	五运〔wǔ yùn〕
20—026	五常〔haj cangz〕	五常〔wǔ cháng〕
20—027	六气〔roek gi〕	六气〔liù qì〕
20—028	燥〔sauj〕	燥〔zào〕
20—029	湿〔caep〕	湿〔shī〕
20—030	嘿主〔heiq cawj〕	暑气〔shǔ qì〕
20—031	嘿扫〔heiq sauj〕	燥气〔zào qì〕
20—032	干支〔ganhcih〕	干支〔gān zhī〕
20—033	甲子〔gyazswj〕	甲子〔jiǎ zǐ〕
20—034	生化〔swnghva〕	生化〔shēng huà〕
20—035	主运〔cujyin〕	主运〔zhǔ yùn〕
20—036	五间建运，太少相生 〔vujgenh gen yin, dai sau siengh swngh〕	五间建运，太少相生 〔wǔ jiān jiàn yùn，tài shào xiāng shēng〕
20—037	五步推运〔vujbu duihyin〕	五步推运〔wǔ bù tuī yùn〕
20—038	客运〔gwzyin〕	客运〔kè yùn〕
20—039	嘿主〔heiqcawj〕	主气〔zhǔ qì〕
20—040	嘿客〔heiqhek〕	客气〔kè qì〕
20—041	司天〔swhdenh〕	司天〔sī tiān〕
20—042	在泉〔caicenz〕	在泉〔zài quán〕
20—043	间气〔genhgi〕	间气〔jiān qì〕
20—044	嘿主嘿客配合 〔heiqcawj caeuq heiqhek boiqhab〕	客主加临〔kè zhǔ jiā lín〕
20—045	六元〔roek yienz〕	六元〔liù yuán〕
20—046	主客〔cawj hek〕	主客〔zhǔ kè〕
20—047	运气同化〔yinhheiq doengzvaq〕	运气同化〔yùn qì tóng huà〕
20—048	天符〔dienfouz〕	天符〔tiān fú〕
20—049	岁会〔suivei〕	岁会〔suì huì〕
20—050	同天符〔doengz dienfouz〕	同天符〔tóng tiān fú〕

续表

编码	壮名［壮文］	中文名［汉语拼音］
20-051	同岁会［doengz suivei］	同岁会［tóng suì huì］
20-052	太乙天符［dai yiz dienfouz］	太乙天符［tài yǐ tiān fú］
20-053	平气［bingzgi］	平气［píng qì］
20-054	夸部［gvaqbouh］	太过［tài guò］
20-055	不堂［mboujdaengz］	不及［bù jí］
20-056	天地嘿朵教［diendeihheiq doxgyau］	气交［qì jiāo］
20-057	八正［bet cingq］	八正［bā zhèng］
20-058	八纪［bet gij］	八纪［bā jì］
20-059	两阴交尽［song yaem gyauh cin］	两阴交尽［liǎng yīn jiāo jìn］
20-060	交司时刻［gyauhswh sizgwz］	交司时刻［jiāo sī shí kè］
20-061	湿化［sizvaq］	湿化［shī huà］
20-062	时辰脉络［seizsaenz maegloh］	子午流注［zǐ wǔ liú zhù］
20-063	火化少阳［hojvaq sau yangz］	火化少阳［huǒ huà shào yáng］
20-064	标本中气［byauhbwnj cunghgi］	标本中气［biāo běn zhōng qì］
20-065	裆不熟地［ndang mbouj sug dieg］	水土不服［shuǐ tǔ bù fú］
20-066	得嘿/得嘘［ndaej heiq］	得气［dé qì］
20-067	养生［ciengxndang］	养生［yǎng shēng］
20-068	寿南［gyaeunanz］	长寿［cháng shòu］
20-069	根綵［gwn doenghyiengh ciengxndang］	食养［shí yǎng］
20-070	居养［dinghyouq ciengxndang］	居养［jū yǎng］
20-071	心头綵［simsoeng ciengxndang］	心养［xīn yǎng］
20-072	嘿綵/嘘綵［heiqswnh ciengxndang］	气养［qì yǎng］
20-073	吟綵［nyinzciengx］	筋养［jī yǎng］
20-074	叮綵［dinciengx］	足养［zú yǎng］
20-075	雅病壮裆［yw bingh ciengxndang］	医养［yī yǎng］
20-076	雅綵［yungh yw ciengxndang］	药养［yào yǎng］
20-077	中国长寿之乡 ［Cungguek aen mbanj gyaeunanz］	中国长寿之乡 ［zhōng guó cháng shòu zhī xiāng］
20-078	稻作文化［daucoz vwnzva］	稻作文化［dào zuò wén huà］
20-079	干栏文化［ganlanz vwnzva］	干栏文化［gān lán wén huà］

续表

编码	壮名［壮文］	中文名［汉语拼音］
20－080	龙母文化［lungzmuj vwnzva］	龙母文化［lóng mǔ wén huà］
20－081	青铜文化［cinghdungz vwnzva］	青铜文化［qīng tóng wén huà］
20－082	崖画文化［yazva vwnzva］	崖画文化［yá huà wén huà］
20－083	药市文化［yozsi vwnzva］	药市文化［yào shì wén huà］
20－084	隔离更衣［gekliz rieg buh］	隔离更衣［gé lí gēng yī］
20－085	肯短雅病［gwndonq yw bingh］	食用药膳［shí yòng yào shàn］
20－086	圩雅节担俄［hawyw ciet danngux］	端午节药市［duān wǔ jié yào shì］
20－087	养神［ciengx saenz］	养神［yǎng shén］
20－088	通调珊壬双啰 ［diuzdoeng samroen songloh］	通调三道两路［tōng tiáo sān dào liǎng lù］
20－089	打煮估雅［dajcawj guhyw］	食疗壮药［shí liáo zhuàng yào］
20－090	药粥［souhyw］	药粥［yào zhōu］
20－091	喽雅［laeujyw］	药酒［yào jiǔ］
20－092	药糕［gauyw］	药糕［yào gāo］
20－093	解酒毒［gaij laeujdoeg］	解酒毒［jiě jiǔ dú］
20－094	暖腹［raeujdungx］	暖腹［nuǎn fù］
20－095	益肌肉［yiz gihyuz］	益肌肉［yì jī ròu］
20－096	解暑［gaijhozhawq］	解暑［jiě shǔ］
20－097	治蛊［ciguj］	治蛊［zhì gǔ］
20－098	释劳［sizlauz］	释劳［shì láo］
20－099	清心明目［simsoeng dacingh］	清心明目［qīng xīn míng mù］
20－100	平定塔坛［bingzdingh daep ndat］	平肝火［píng gān huǒ］
20－101	消积［siuswg］	消积［xiāo jī］
20－102	祛寒［gihhanz］	祛寒［qū hán］
20－103	助消化［bangcoh siuswg］	助消化［zhù xiāo huà］
20－104	春生［seizcin sengfat］	春生［chūn shēng］
20－105	夏清淡［seizhah bingzdamh］	夏清淡［xià qīng dàn］
20－106	秋平［seizcou bingzdingh］	秋平［qiū píng］
20－107	冬滋阴［seizdoeng swhyaem］	冬滋阴［dōng zī yīn］
20－108	扶正补虚［fuzcingq boujhaw］	扶正补虚［fú zhèng bǔ xū］

续表

编码	壮名［壮文］	中文名［汉语拼音］
20—109	血肉之品［aeu lwed noh guh ywbouj］	血肉之品［xuè ròu zhī pǐn］
20—110	精、气、神［cing、heiq、saenz］	精、气、神［jīng、qì、shén］
20—111	珊嘿垌赛［samheiq doengz caez］	三气同步［sān qì tóng bù］
20—112	垌赛调节［doengz caez diuzcez］	同步调节［tóng bù tiáo jié］
20—113	嘿动嘞通［heiq doengh lwed doeng］	行气活血［xíng qì huó xuè］
20—114	疏通两路［dajdoeng songloh］	疏通两路［shū tōng liǎng lù］
20—115	活利关节［gvanhcez lingzvued fuengbienh］	活利关节［huó lì guān jié］
20—116	整体调节［cingjdaej diuzcez］	整体调节［zhěng tǐ tiáo jié］
20—117	疏通啰垄啰虎［dajdoeng lohlungz lohhuj］	疏通龙路火路［shū tōng lóng lù huǒ lù］
20—118	调理嘿嘞［diuzcez leixswnh heiq lwed］	调理气血［tiáo lǐ qì xuè］
20—119	和畅阴阳［yinhyangz huzswnh］	和畅阴阳［hé chàng yīn yáng］
20—120	夏养三伏［seizhah sam fuz ciengxndang］	夏养三伏［xià yǎng sān fú］
20—121	冬补三九［seizdoeng sam gouj gwn bouj］	冬补三九［dōng bǔ sān jiǔ］
20—122	分散笃腻［faensanq doeg nit］	散寒毒［sàn hán dú］
20—123	补阳虚［bouj yiengz haw］	补阳虚［bǔ yáng xū］
20—124	荔枝酒［laeuj laehcei］	荔枝酒［lì zhī jiǔ］
20—125	鲜花叶透穴疗法［senhvahyez douhez liuzfaz］	鲜花叶透穴疗法［xiān huā yè tòu xué liáo fǎ］
20—126	隔离回病拉［gekliz veq binghlah fap］	隔离避秽法［gé lí bì huì fǎ］
20—127	自然和尼［swhyienz huzndei］	自然和谐［zì rán hé xié］
20—128	科学调养［gohyoz diuzyangj］	科学调养［kē xué tiáo yǎng］
20—129	朗紧力洪［ndang gaenj rengzhoengh］	健康活力［jiàn kāng huó lì］

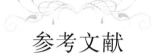

参考文献
Canhgauj Vwnzyen

[1] 广西壮族自治区食品药品监督管理局. 广西壮族自治区壮药质量标准：第一卷（2008 年版）[S]. 南宁：广西科学技术出版社，2008.

[2] 广西壮族自治区食品药品监督管理局. 广西壮族自治区壮药质量标准：第二卷（2011 年版）[S]. 南宁：广西科学技术出版社，2011.

[3] 黄汉儒. 中国壮医学 [M]. 南宁：广西民族出版社，2005.

[4] 梁启成，钟鸣. 中国壮药学 [M]. 南宁：广西民族出版社，2005.

[5] 滕红丽，梅之南. 中国壮药资源名录 [M]. 北京：中医古籍出版社，2014.

[6] 甘霖. 中医壮医临床适宜技术 [M]. 北京：北京科学技术出版社，2010.

[7] 韦浩明，蓝日春，滕红丽. 中国壮药材 [M]. 南宁：广西民族出版社，2016.

[8] 滕红丽，韦英才. 民族医特色诊疗技术规范 [M]. 北京：中国医药科技出版社，2015.

[9] 韦英才. 中国壮医外科学 [M]. 北京：北京大学医学出版社，2017.

[10] 滕红丽，林辰. 壮医药线点灸疗法 [M]. 北京：人民卫生出版社，2014.

[11] 李振吉. 中医药常用名词术语词典 [M]. 北京：中国中医药出版社，2001.

[12] 王柏灿. 历代壮族医药史料荟萃 [M]. 南宁：广西民族出版社，2006.

[13] 中医药学名词审定委员会. 中医药学名词：2004 [M]. 北京：科学出版社，2005.

[14] 范航清，滕红丽，梅之南. 滨海药用植物 [M]. 武汉：湖北科学技术出版社，2010.

[15] 中华人民共和国国家质量监督检验检疫总局，中国国家标准化管理委员会. 中医基础理论术语：GB/T 20348—2006 [S]. 2006.

[1] Gvangjsih Bouxcuengh Swcigih Sizbinj Yozbinj Genhduz Gvanjlijgiz. Gij Cizlieng Byauhcunj Ywcuengh Gvangjsih Bouxcuengh Swcigih Gienj Daih'it（Banj bi 2008）[S]. Namzningz：Gvangjsih Gohyoz Gisuz Cuzbanjse，2008.

[2] Gvangjsih Bouxcuengh Swcigih Sizbinj Yozbinj Genhduz Gvanjlijgiz. Gij Cizlieng Byauhcunj Ywcuengh Gvangjsih Bouxcuengh Swcigih Gienj Daihngeih（Banj bi 2011）[S]. Namzningz：Gvangjsih Gohyoz Gisuz Cuzbanjse，2011.

[3] Vangz Hanyuz. Yihyoz Bouxcuengh Cungguek [M]. Namzningz：Gvangjsih Minzcuz Cuzbanjse，2005.

[4] Liengz Gijcwngz，Cungh Mingz. Cungguek Ywcuengh Yoz [M]. Namzningz：Gvangjsih Minzcuz Cuzbanjse，2005.

[5] Dwngz Hungzli，Meiz Cihnanz. Gij Bouhmingz Swhyenz Ywcuengh Cungguek [M]. Baekging：Cunghyih Gujciz Cuzbanjse，2014.

[6] Ganh Linz. Gij Gisuz Habyungh Duenqbingh Ywbingh Ywdoj Ywcuengh [M]. Baekging：Baekging Gohyoz Gisuz Cuzbanjse，2014.

[7] Veiz Haumingz，Lanz Yizcunh，Dwngz Hungzli. Gij Yw Bouxcuengh Cungguek [M]. Namzningz：Gvangjsih Minzcuz Cuzbanjse，2016.

[8] Dwngz Hungzli，Veiz Yinghcaiz. Gij Gisuz Gveihfan Duenqyw Miz Daegsaek Minzcuz Yihyoz [M]. Baekging：Cungguek Yihyoz Gohgi Cuzbanjse，2015.

[9] Veiz Yinghcaiz. Cungguek Ywcuengh Vaigohyoz [M]. Baekging：Baekging Dayoz Yihyoz Cuzbanjse，2017.

[10] Dwngz Hungzli，Linz Cinz. Gij Maeyw Diemjcit Ywfap Ywcuengh [M]. Baekging：Yinzminz Veiswngh Cuzbanjse，2014.

[11] Lij Cingiz. Ywdoj Ciengzyungh Mingzswz Suzyij Swzdenj [M]. Baekging：Cungguek Cunghyihyoz Cuzbanjse，2001.

[12] Vangz Bwzcan. Gyoebcomz Gij Sijliu Yihyoz Bouxcuengh Gaxgonq [M]. Namzningz：Gvangjsih Minzcuz Cuzbanjse，2006.

[13] Ywdojyoz Mingzswz Saemjdingh Veijyenzvei. Ywdojyoz Mingzswz 2004 [M]. Baekging：Gohyoz Cuzbanjse，2005.

［14］ Fan Hangzcingh，Dwngz Hungzli，Meiz Cihnanz . Doenghgo Guhyw Henzhaij
［M］. Vujhan：Huzbwz Gohyoz Gisuz Cuzbanjse，2010.

［15］ Cunghvaz Yinzminz Gunghozgoz Gozgyah Cizlieng Genhduz Genjyen Genjyiz Cungj-
giz，Cungguek Gozgyah Byauhcunjva Gvanjlij Veijyenzvei，Ywdoj Gihcuj Lijlun
Suzyij：GB/T 20348—2006 ［S］. 2006.